Mohamed Taieb Frikha
Amine Zouari
Ahmed Tlili

Comparação de adenocarcinoma do cólon direito e esquerdo

Mohamed Taieb Frikha
Amine Zouari
Ahmed Tlili

Comparação de adenocarcinoma do cólon direito e esquerdo

Fatores de sobrevivência e prognóstico: cerca de 105 casos

ScienciaScripts

Imprint

Any brand names and product names mentioned in this book are subject to trademark, brand or patent protection and are trademarks or registered trademarks of their respective holders. The use of brand names, product names, common names, trade names, product descriptions etc. even without a particular marking in this work is in no way to be construed to mean that such names may be regarded as unrestricted in respect of trademark and brand protection legislation and could thus be used by anyone.

Cover image: www.ingimage.com

This book is a translation from the original published under ISBN 978-620-6-71483-5.

Publisher:
Sciencia Scripts
is a trademark of
Dodo Books Indian Ocean Ltd. and OmniScriptum S.R.L publishing group

120 High Road, East Finchley, London, N2 9ED, United Kingdom
Str. Armeneasca 28/1, office 1, Chisinau MD-2012, Republic of Moldova, Europe
Printed at: see last page
ISBN: 978-620-7-75031-3

Plano

INTRODUÇÃO

De acordo com a Organização Mundial de Saúde, o cancro colorrectal é o terceiro cancro mais comum no mundo, com 1,93 milhões de novos casos em 2020, e a segunda principal causa de morte por cancro, com 935 000 mortes em 2020.(1). Na Tunísia, o cancro do cólon é um problema de saúde pública devido à sua frequência, que está em constante aumento. De acordo com os dados do Registo Oncológico do Norte 2007-2009, a tendência do cancro do cólon foi ascendente entre 1994 e 2009 em ambos os sexos, com uma variação percentual anual média igual a 4,5% para ambos os sexos.(2).

A distinção entre cancro do cólon e cancro rectal está bem estabelecida, com um melhor prognóstico a favor do cancro do cólon (3). No entanto, a distinção entre cancro do cólon direito e esquerdo continua a ser controversa. Durante muitos anos, considerou-se que o cancro do cólon era uma doença única, indistinguível independentemente da sua localização. Na última década, a literatura tem sugerido uma diferença de prognóstico entre o cancro do cólon direito e o esquerdo. Esta diferença foi explicada por vários factores, nomeadamente genéticos, ambientais e embriológicos. Consequentemente, questionou-se a noção de "cancro do cólon" e considerou-se que se trata de uma doença neoplásica muito heterogénea(4).

Uma melhor compreensão dos elementos clínico-patológicos e uma distinção entre os factores de prognóstico para cada local do cancro do cólon (direito e esquerdo) poderiam aperfeiçoar a gestão terapêutica, melhorando assim o prognóstico.

Neste sentido, realizámos este estudo com o objetivo de avaliar o perfil epidemiológico, clínico, histológico e prognóstico dos adenocarcinomas do cólon direito e esquerdo, de forma a identificar as características de cada localização e o seu impacto na sobrevivência.

O principal objetivo do nosso estudo é investigar o impacto da localização direita ou esquerda do adenocarcinoma primário do cólon no prognóstico dos doentes (sobrevivência global e sobrevivência livre de recorrência) após cirurgia curativa.

O objetivo secundário é avaliar o perfil epidemiológico, clínico e histológico de cada local do tumor.

MATERIAIS E MÉTODOS

1. TIPO DE ESTUDO

erTrata-se de um estudo retrospetivo, descritivo e comparativo, realizado num único centro, de 1 de janeiro de 2013 a 31 de dezembro de 2017, ou seja, um período de 5 anos, em doentes operados por cancro do cólon no serviço de cirurgia geral do Hospital Universitário Habib Bourguiba de Sfax.

1.1. Critérios de inclusão

Incluímos todos os doentes submetidos a cirurgia de urgência ou a frio por adenocarcinoma do cólon com confirmação histológica por exame patológico da peça cirúrgica.

1.2. Critérios de não-inclusão

Não incluímos no nosso estudo doentes com os seguintes critérios:

- Tumores do cólon que não sejam adenocarcinomas.
- Doentes com cancro colorrectal recorrente.
- Tumores da válvula ileo-caecal definidos por achados intra-operatórios.
- Tumores da charneira reto-sigmoideia definidos como tumores localizados a 15 cm da margem anal na retoscopia pré-operatória e/ou ao nível da terceira vértebra sacral na TAC e/ou, de acordo com os achados intra-operatórios, ao nível do desaparecimento das bandas do cólon.
- A presença de uma localização síncrona do tumor duplo à direita e à esquerda.
- Doentes com tumores irressecáveis com invasão loco-regional que impeça a ressecção em monobloco, ou com ascite com citologia tumoral positiva.
- Doentes não operáveis.

- Formas hereditárias: LYNCH e PAF.

- Cancros do cólon associados à doença inflamatória crónica do intestino (UC e Crohn).

1.3. Critérios de exclusão

- Todos os ficheiros em que faltavam dados importantes, tornando-os inutilizáveis.

- Doentes com um tumor do cólon que satisfaça os critérios de inclusão e que não tenham sido submetidos a cirurgia.

- Pacientes que perderam o seguimento.

2. ABORDAGEM DO ESTUDO

2.1. Recolha de dados

A recolha de dados baseou-se no estudo dos registos e relatórios cirúrgicos. Os dados de cada observação foram registados num formulário anónimo e numerado que continha um conjunto de variáveis. Consultámos os ficheiros do serviço de carcinologia do Hospital Universitário Habib Bourguiba de Sfax para recolher dados sobre o tratamento adjuvante e o seguimento a longo prazo. Todas estas informações foram registadas, coligidas e analisadas.

2.2. Variáveis do estudo

2.2.1. Definição de variáveis

Localização do tumor: Os vários estudos publicados sobre a lateralidade do cancro do cólon definiram a divisão anatómica do cólon de duas formas. Alguns autores consideraram o cólon transverso como uma localização direta (5) (6) . Outros consideraram os tumores nos 2/3 proximais do cólon transverso como uma localização no cólon direito e os tumores no 1/3 distal do cólon transverso como uma localização no cólon esquerdo. (7) (8). Esta última escolha parece mais lógica, uma vez que esta subdivisão foi escolhida devido à base embriológica da divisão do cólon e, acima de tudo, devido à vascularização arterial de cada porção do cólon. Com efeito, o cólon direito, incluindo os 2/3 proximais do transverso, é vascularizado pelos ramos colónicos provenientes da extremidade direita da artéria mesentérica superior, enquanto o cólon esquerdo, incluindo o 1/3 distal do transverso, é vascularizado pela artéria mesentérica inferior (9).

Escolhemos a localização do adenocarcinoma do cólon com base em dados intra-operatórios.

- o Cancro do cólon direito (CCR): cancro que se desenvolve no ceco, no cólon ascendente, no ângulo cólico direito e nos 2/3 proximais do cólon transverso.
- o Cancro do cólon esquerdo (CCL): cancro que se desenvolve no 1/3 distal do cólon transverso, no ângulo esquerdo do cólon, no cólon descendente e no sigmoide.
- Tumor irressecável: tumor localmente avançado com base nos exames pré-operatórios ou nos achados intra-operatórios, que impede a ressecção em monobloco.
- Estado geral alterado (AEG): presença de astenia e/ou anorexia e/ou perda de peso.
- Anemia: De acordo com a OMS, a anemia é definida como um nível de hemoglobina inferior a 13g/dl nos homens e inferior a 12g/dl nas mulheres. No nosso estudo e com referência à literatura, definimos anemia como um nível de hemoglobina inferior a 10g/dl, que foi identificado como o valor limite que condiciona o prognóstico (10-12)
- Hipoalbuminemia: um nível de albumina inferior a 35mg/l.

- Tumor de grandes dimensões: a definição de um tumor de grandes dimensões é muito heterogénea na literatura. Alguns sugerem que um tumor grande é definido por um tamanho superior a 3 cm, para outros é de 4 a 5 cm. Por conseguinte, estudámos este parâmetro em termos de 3 classes: >3cm, >4cm e >5cm.

- Metástases hepáticas ressecáveis: metástases hepáticas de classe I ressecáveis à custa de uma lumpectomia em cunha ou de uma hepatectomia não major (remoção de 1 ou 2 segmentos).

- Morbilidade global: ocorrência de uma ou mais complicações pós-operatórias (médicas, cirúrgicas não específicas e cirúrgicas específicas) no prazo de 30 dias após a operação.

- Mortalidade pós-operatória: morte nos 30 dias seguintes à operação.

- Sobrevivência global (OS): Percentagem de doentes vivos aos 3 e 5 anos após a cirurgia curativa. Esta é a forma mais comum de expressar, estudar e comparar a sobrevivência.

- Sobrevivência livre de doença (DFS): Percentagem de doentes vivos e sem doença aos 3 anos e aos 5 anos. Esta foi definida pela descoberta de uma nova lesão tumoral local ou à distância após um tratamento considerado curativo.

2.2.2. Variáveis pré-operatórias

- Idade
- Género
- Hábitos de vida (obesidade, tabagismo, álcool, consumo excessivo de carne)
- Antecedentes (hipertensão, diabetes, doença cardíaca, doença pulmonar, insuficiência renal crónica)

- Pontuação ASA (American Society of Anesthesiologists) (Apêndice 1)
- Circunstâncias da descoberta (vigilância endoscópica, rastreio, incidental, sintomas clínicos)
- Sintomas clínicos (hemorragia, diarreia, obstipação, dor, perda de peso, oclusão, peritonite) e exame físico (alteração do estado geral, massa abdominal, ascite, iterícia, exame rectal).
- Dados biológicos (hemoglobina, albuminemia, antigénio carcinoembrionário (CEA)) e dados para-clínicos (colonoscopia, tomografia computadorizada toracoabdominopélvica (TAP CT), radiografia do tórax, ecografia abdominal, ressonância magnética hepática (MRI)).
- Perto do estoma a montante.

2.2.3. Variáveis operacionais

- Transfusão
- Circunstâncias da operação (frio, emergência)
    - o Em caso de urgência : (oclusão, complicação séptica, hemorragia)
- A abordagem cirúrgica (laparoscópica ou aberta)
- Investigação intra-operatória (carcinose, adenopatia, metástases, ascite, invasão loco-regional, tumor perfurado, oclusão)
- Localização e tamanho do tumor
- Procedimento cirúrgico (colectomia direita, colectomia esquerda, colectomia segmentar alta ou baixa, colectomia total)
- Tempo de funcionamento

2.2.4. Variáveis pós-operatórias

- Duração do internamento pós-operatório ;
- Morte pós-operatória

- Cuidados pós-operatórios (simples ou complicados)
- Exame patológico da peça cirúrgica (estádio TNM (Anexo 2), qualidade da ressecção, número de gânglios linfáticos removidos, presença de bainha peri-nervosa, presença de êmbolos vasculares, estudo imuno-histoquímico e estudo de biologia molecular).
- Quimioterapia (tipo, protocolo)
- Resultado a longo prazo (recidiva loco-regional ou à distância, morte)
- Duração

2.3. Tratamento de dados e análise estatística

Todos os dados foram introduzidos no SPSS (Statistical Package for the Social Science Version 20). Foi efectuado um estudo descritivo seguido de um estudo analítico.

2.3.1. Análise descritiva

As variáveis quantitativas foram expressas pela média quando a distribuição era gaussiana e pela mediana e valores extremos quando a distribuição não seguia a distribuição normal.

As variáveis qualitativas foram descritas através do cálculo dos números observados e das frequências relativas (percentagens).

2.3.2. Análise comparativa

Realizámos um estudo comparativo entre o grupo de adenocarcinoma do cólon direito e o grupo de adenocarcinoma do cólon esquerdo.

O teste do qui-quadrado de Pearson foi utilizado para estudar a relação (p) entre duas variáveis categóricas. Se as condições, em particular a normalidade da amostra, não fossem aplicáveis, foi utilizado o teste exato de Fisher.

O teste paramétrico de Student foi utilizado para comparar médias quando a distribuição é normal com igual variância. O teste não paramétrico de Mann Whitney foi utilizado para comparar duas médias quando não estavam reunidas as condições para a utilização do primeiro teste.

O limiar de significância foi fixado em 95% (p<0,050) para os diferentes testes efectuados.

A sobrevivência foi estudada utilizando o método de Kaplan Meier com comparação da sobrevivência mediana utilizando o teste Log-Rank (p<0,05).

2.4. Pesquisa bibliográfica

Foi efectuada uma pesquisa bibliográfica em bases de dados electrónicas (PubMed, Science direct e Google Scholar) utilizando as palavras-chave: adenocarcinoma, cancro do cólon, cólon direito, cólon esquerdo, sobrevivência, factores de prognóstico em francês e inglês até maio de 2022.

RESULTADOS

1. ESTUDO DESCRITIVO

1.1. CARACTERÍSTICAS EPIDEMIOLÓGICAS DA POPULAÇÃO

1.1.1. Repartição dos doentes por localização do tumor

A nossa amostra era constituída por 105 pessoas, das quais 27 (26%) tinham tumores do cólon direito e 78 (74%) tinham tumores do cólon esquerdo.

1.1.2. Repartição dos doentes por idade e sexo

A idade dos pacientes estudados variou de 40 a 86 anos, sendo 52 homens (49,5%) e 53 mulheres (50,5%).

A tabela seguinte (Tabela I) apresenta a distribuição por idade e sexo para os grupos de cancro do cólon direito e esquerdo:

Mesa IRepartição dos doentes por idade e sexo

Variável	Cólon direito	Cólon esquerdo	Total
Sexo **n (%)**			
Homens	16 (59%)	36 (46%)	52 (49.5%)
Mulheres	11 (41%)	42 (54%)	53 (50,47%)
Rácio	**1.45**	**0.85**	**0.98**
Idade			
Média	67	64	64,7
(anos)	**[49-84]**	**[40-86]**	**[40-86]**
[Mín-Máx]			

1.1.3. Distribuição dos doentes por antecedentes e hábitos

O estudo dos factores de risco revelou a presença de uma história familiar de cancro colorrectal em 6 doentes e a presença de uma história pessoal de pólipos em 9 doentes. O estudo dos factores de risco exógenos revelou que 30% dos doentes eram obesos e 42,8% fumadores. A distribuição de acordo com a localização encontra-se detalhada no Quadro II.

Tabela IIDistribuição dos doentes de acordo com os factores de risco

História	Cólon direito	Cólon esquerdo	Total
História familiar* de cancro colorrectal	2	4	6
Pólipos	1	8	9
Ressecção	1	5	6
Sem ressecção	0	3	3
Obesidade (n(%))			
Sim	5 (18,5%)	25 (32%)	30 (28,5%)
Não	10 (37%)	24 (30,7%)	34 (32,4%)
Tabaco (n(%))			
Sim	15(55,5%)	30 (38,4%)	45(42,8%)
Não	12 (44,4%)	48(61,5%)	60(57,1%)
Álcool (n(%))			
Sim	4 (14,8%)	13 (16,6%)	17 (16,2%)
Não	23 (85,1%)	65 (83,3%)	88 (83,8%)

*APCD: antecedente

o Terreno e co-morbilidades :

A pontuação ASA na nossa população divide-se em : 49 (46,6%) doentes ASA I, 49 (46,6%) doentes também ASA II e os restantes (7 doentes: 6,6%) têm uma pontuação ASA III (Figura 1).

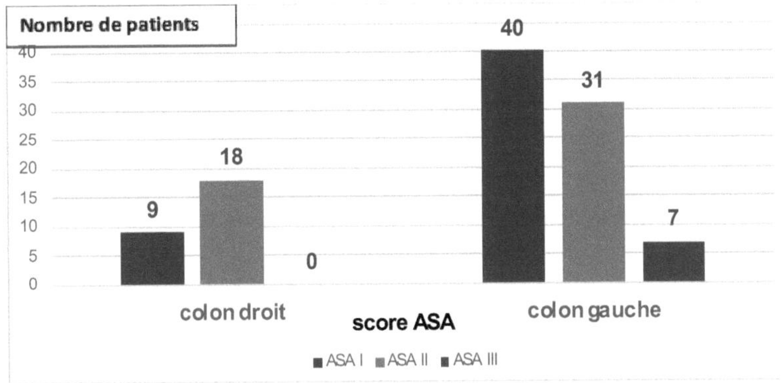

Figura 1Distribuição da pontuação ASA de acordo com a localização do tumor

O estudo das co-morbilidades mostrou que 33 doentes tinham hipertensão, 21 doentes tinham diabetes, 8 doentes tinham doença cardíaca, 2 doentes tinham doença pulmonar e 1 doente tinha insuficiência renal crónica. A distribuição de acordo com a localização está detalhada na Figura 2.

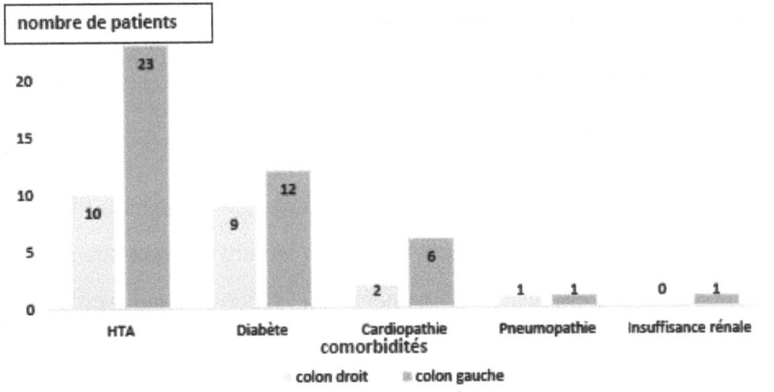

Figura 2Comorbilidades por local do tumor

1.2. CARACTERÍSTICAS CLÍNICAS E PARACLÍNICAS

1.2.1. Circunstâncias da descoberta

A vigilância endoscópica após polipectomia endoscópica foi registada como circunstância de descoberta em 4 (3%) doentes. As outras circunstâncias de descoberta foram os sintomas clínicos (Tabela III).

Tabela III Repartição das circunstâncias da descoberta de acordo com a localização do tumor

Sinal funcional (n (%))	Cólon direito	Cólon esquerdo	Total
Dor abdominal	23 (85,2%)	60 (76,9%)	83 (79%)
Problemas de trânsito	18 (66,6%)	49 (62,8%)	67 (63,8%)
AEG	16 (59,2%)	42 (53,8%)	58 (55,2%)
Hemorragia digestiva baixa** (LGOH)	3 (11,1%)	13 (16,6%)	16 (15,2%)
Complicação reveladora	*13 (48,1%)*	38 (48,7%)	51 (48,5%)

* AEG: Estado geral deficiente
** baixa abundância

O tumor foi descoberto por uma complicação em 51 doentes (48,5%) (Figura 3). É de salientar que a nossa série não incluiu nenhum doente que apresentasse uma complicação como hemorragia digestiva moderada e/ou grave que exigisse tratamento médico e/ou cirurgia de urgência.

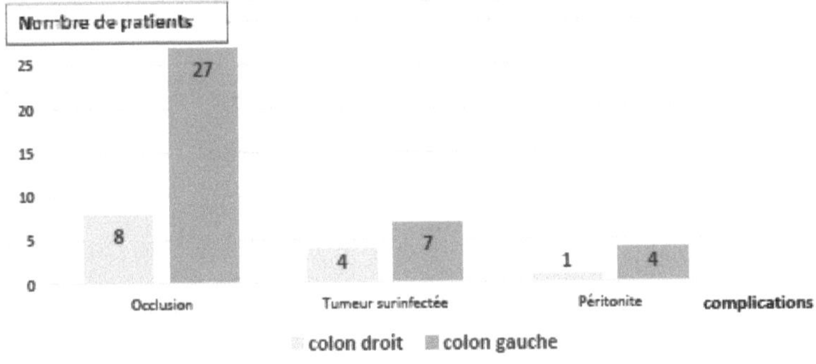

***Figura 3*Formas complicadas de acordo com a localização do tumor**

1.2.2. Características endoscópicas e radiológicas

1.2.2.1. Endoscopia digestiva baixa

Todos os doentes submetidos a cirurgia a frio (54 doentes (51,4%)) foram submetidos a colonoscopia. A colonoscopia foi completa em 92,3% dos doentes com cancro do cólon direito e em 62,8% dos doentes com cancro do cólon esquerdo. Em 17 casos, a colonoscopia não foi total devido a um tumor estenosante. Três doentes foram submetidos a colonoscopia após colostomia proximal. A colonoscopia foi completa, explorando o cólon proximal ao tumor através do orifício da colostomia e a parte distal através do ânus. O tumor era ulcerado em 67,8% dos casos (Tabela IV).

Tabela IVDistribuição dos achados endoscópicos de acordo com a localização do tumor

Exploração (n(%))	Cólon direito	Cólon esquerdo	Total
Colonoscopia	13 (48,1%)	43 (55,1%)	56 (53,3%)
Total	12 (92,3%)	27 (62,8%)	39 (69,6%)
Aspeto do tumor			
	12 (92,3%)	26 (60,4%)	38 (67,8%)
Brotamento	1 (7,7%)	17 (39,5%)	18 (32,1%)
ulcerativo			
Estenose			

1.2.2.2. Exame Torácico-Abdomino-Pélvico

Foram efectuadas tomografias computorizadas em 100% dos doentes. Mostrou extensão do tumor para órgãos vizinhos em 8 casos e metástases hepáticas em 17 doentes. A distribuição de acordo com a lateralidade é pormenorizada na Tabela V.

Mesa VDistribuição dos achados da tomografia computadorizada por lateralidade

TAC TAP	Cólon direito	Cólon esquerdo	Total
Extensão aos órgãos vizinhos	1 (3,7%)	7 (8,9%)	8 (7,6%)
Metástases hepáticas	2 (7,4%)	15 (19,2%)	17 (16,2%)
Metástases pulmonares e ósseas, carcinose	0	0	0

*TAC: tomografia computorizada toraco-abdomino-pélvica

Para o grupo do cólon direito, a localização mais frequente do tumor na TAC foi à custa do ângulo do cólon direito em 41% dos casos; as outras localizações estão detalhadas na figura seguinte (Figura 4).

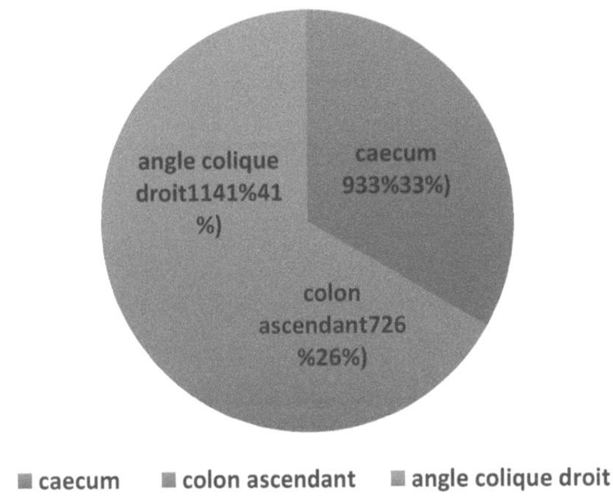

Figura 4Distribuição das localizações tumorais no cólon direito na tomografia computorizada

No grupo do cólon esquerdo, o tumor localizava-se no sigmoide em 65% dos casos; as outras localizações são detalhadas na figura seguinte (Figura 5).

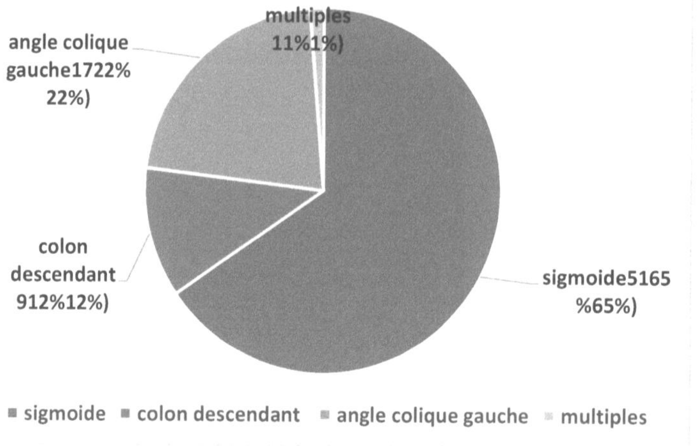

Figura 5Distribuição das localizações dos tumores no cólon esquerdo na tomografia computorizada

1.2.2.3. *Ressonância magnética do fígado*

Entre os 17 doentes com metástases hepáticas na TC, a RM hepática foi efectuada apenas em 4 doentes com tumores do cólon esquerdo.

1.2.2.4. *Marcadores tumorais*

O antigénio carcinoembrionário (CEA) foi solicitado em 19 doentes (18%). A distribuição de acordo com a localização é pormenorizada no Quadro VI :

Tabela VIDistribuição dos marcadores tumorais de acordo com a lateralidade do tumor

ACE*	Cólon direito	Cólon esquerdo	Total
Facto	5 (18,5%)	14(17,9%)	19(18%)
Positivo	4(80%)	9(64,3%)	13(68,4%)
Negativo	1(20%)	5(35,7%)	6(31,6%)

1.2.3. Testes biológicos (hemoglobina e albumina)

Todos os doentes fizeram um hemograma completo. A hemoglobina média na nossa população foi de 10,4 mg/dl. Os níveis de albumina foram solicitados apenas em 56 doentes (53,3%) e revelaram hipoalbuminemia em 42,8% dos casos. A distribuição de acordo com a localização encontra-se detalhada na Tabela VII.

Tabela VII Distribuição dos níveis de hemoglobulina e albumina de acordo com a localização do tumor

Variável	Cólon direito	Cólon esquerdo	Total
Hemoglobina média mg/dl	10,6 (+/- 2,1)	10,8 (+/- 1,6)	10,4
Anemia (hb<10 mg/dl)	10 (37%)	25 (32%)	35 (33,3%)
Albumina média g/l	32,5 (+/- 4,2)	34 (+/- 4,3)	33,6
Hipoalbuminemia (<35mg/l)	5 /11(45,5%)	19/45 (42,2%)	24/56 (42,8%)

1.2.4. Preparação para a cirurgia

A transfusão pré-operatória foi utilizada em 35 casos (33,3%) e a nutrição parenteral em 10 casos (9,5%). A distribuição de acordo com a lateralidade encontra-se detalhada na Tabela VIII. A preparação do cólon foi realizada em 22 doentes (28,2%) com tumores do cólon esquerdo.

Tabela VIII Distribuição dos elementos de preparação para a cirurgia de acordo com a lateralidade

Variável	Cólon direito	Cólon esquerdo	Total

Transfusão pré-operatória	10 (37%)	25 (32%)	35 (33,3%)
Nutrição parentérica	5 (18,5%)	5 (6,4%)	10 (9,5%)

1.3. CARACTERÍSTICAS DE FUNCIONAMENTO

1.3.1. Circunstâncias da cirurgia

A cirurgia foi programada em 54 casos (51,4%) e efectuada de urgência em 51 casos (48,6%). A distribuição de acordo com a lateralidade está detalhada na tabela IX.

Tabela IXDistribuição dos procedimentos cirúrgicos de acordo com a lateralidade do tumor

Antecedentes da cirurgia	Cólon direito	Cólon esquerdo	Total
Frio	14 (51,9%)	40(51,3%)	54 (51,4%)
Com pressa	13 (48,1%)	38 (48,7%)	51(48,6%)

1.3.2. Abordagem cirúrgica

Todos os doentes submetidos a cirurgia de urgência (51 (48,6%)) foram submetidos a cirurgia convencional. Para os procedimentos programados, a abordagem foi laparoscópica em 18 doentes (33,3%), dos quais 5 (19%) tinham um tumor do cólon direito e 13 (17%) tinham um tumor do cólon esquerdo. A abordagem convencional foi escolhida em 36 doentes (66,6%), dos quais 22 (81%) tinham tumores do cólon direito e 65 (83%) tinham tumores do cólon esquerdo.

1.3.3. Exploração intra-operatória

As investigações intra-operatórias revelaram 13 casos de ascite de baixo grau (citologia negativa), 15 casos de metástases hepáticas e invasão loco-regional em 16 casos, o que não contra-indicou a ressecção em monobloco. Outros achados intra-operatórios estão detalhados na tabela a seguir (Tabela X).

Mesa XDistribuição dos achados intra-operatórios de acordo com a lateralidade do tumor

Reconhecimento (n(%))	Cólon direito	Cólon esquerdo	Total
Ascite	3 (11,1%)	10 (12,8%)	13 (12,4%)
Metástases hepáticas	2 (7,4%)	13 (16,6%)	15 (14,2%)
Tamanho			
>3 cm	21 (77,7%)	64 (82%)	85 (80,9%)
>4cm	12 (44,4%)	47 (60,2%)	59 (56,2%)
>5 cm	9 (33,3%)	17 (21,8%)	26 (24,7%)
Invasão loco-regional	2 (7,4%)	14 (17,9%)	16 (15,2%)
Tumor oclusivo	7 (25,9%)	26 (33,3%)	33 (31,4%)
Peritonite generalizada	1 (3,7%)	3 (3,8%)	4 (3,8%)
Tumor superinfectado	3 (11,1%)	19 (24,3%)	22 (20,9%)

* Pouca abundância com citologia negativa

1.3.4. Tipo de operação

No grupo do cólon direito, todos os doentes foram submetidos a colectomia direita carcinológica. Dois doentes não tiveram um restabelecimento imediato da continuidade e foram submetidos a uma ileostomia devido a oclusão com intestino delgado muito distendido num caso e a peritonite generalizada no outro.

Para o cólon esquerdo, o procedimento cirúrgico foi uma ressecção segmentar baixa em mais de metade dos casos. Três doentes foram submetidos a colectomia após colostomia proximal: dois por ressecção segmentar baixa e um por hemi colectomia esquerda verdadeira. Os restantes procedimentos cirúrgicos efectuados encontram-se resumidos na Tabela XI. Vinte e nove pacientes não tiveram restauração imediata da continuidade digestiva. As indicações para a confeção de um estoma neste grupo do cólon esquerdo foram a peritonite em 11 doentes (38%) e a oclusão em 18 doentes (62%).

Tabela XITratamento cirúrgico do cancro do cólon esquerdo

Gesto	Frequência	Percentagem
Hemicoligectomia esquerda verdadeira	11	14,1%
Colectomia segmentar superior	10	12,8%
Colectomia segmentar baixa (LSC)**	43	55,1%
Colectomia total	14	17,9%

* Um doente após uma colostomia quase a montante
** dois doentes após um estoma quase a montante

Para os procedimentos de ressecção associados, 13 doentes foram submetidos a metastasectomias hepáticas do tipo Wedge em 7 casos e a uma hepatectomia regulada, removendo 1 ou 2 segmentos, em 6 casos.

1.3.5. Duração da intervenção

A duração média do procedimento foi de 139,5 minutos, com extremos de 75 e 280 minutos (Quadro XII).

Tabela XII Duração da operação de acordo com a localização do tumor

	Cólon direito	Cólon esquerdo	Total

Duração do procedimento (min) Média [min - max]	139,4 [75 - 180]	180 [90 - 280]	169,5 [75 - 280]

1.4. PÓS-OPERATÓRIO

A evolução pós-operatória foi simples em 58 casos, com um tempo médio de permanência pós-operatória de 6,68 dias (Quadro XIII). A mortalidade pós-operatória foi de 0.

Tabela XIIIElementos do seguimento operatório de acordo com a localização do tumor

Variáveis	Cólon direito n(%)	Cólon esquerdo	Total
Suites simples	16 (59,3%)	42 (53,8%)	58 (55,2%)
Morbilidade global	11 (48,7%)	36 (46,2%)	47 (44,8%)
Fístula anastomótica	2 (7%)	8 (10,2%)	10 (9,5%)
Permanência pós-operatória (dias) Média [min - max]	5,12 [3-7]	7,23 [3-18]	6,68 [3-18]

1.5. DADOS ANATOMOPATOLÓGICOS :

O adenocarcinoma invasivo foi encontrado em todos os casos, o tumor foi classificado como T3 ou superior em 95 casos (90%), N+ em 60 casos (57%) (Tabela XIV).

Tabela XIV Distribuição das características anatomopatológicas de acordo com a localização do tumor

Observação / localização		Cólon direito	Cólon esquerdo	Total
T	Tis*	0	0	0
	T1	1 (3,7%)	1 (1,3%)	2 (1,9%)
	T2	4 (14,8%)	4 (5,1%)	8 (7,6%)
	T3	12 (44,4%)	41 (52,6%)	53 (50,4%)
	T4	10 (37%)	32 (41%)	42 (40%)
N	N0	13 (48,1%)	32 (48,1%)	45 (42,8%)
	N1	11 (40,7%)	28 (35,9%)	39 (37,1%)
	N2	3 (11,1%)	18 (23%)	21 (20%)
M	M0	25 (92,6%)	62 (79,5%)	87 (82,8%)
	M+	2 (7,4%)	16 (20,5%)	18 (17,1%)
Estadio TNM	Cis**	0	0	0
	I	4 (14,8%)	3 (3,8%)	7 (6,6%)
	II	9 (33,3%)	29 (37,2%)	38 (36,2%)
	III	12 (44,4%)	30 (38,5%)	42 (40%)
	IV	2 (7,4%)	16 (20,5%)	18 (17,1%)
Embolia vascular		11 (40,7%)	31 (39,7%)	42 (40%)
Embolia linfática		12 (44,4%)	29 (37,2%)	41 (39%)
Inchaço perineural		18 (66,7%)	42 (53,8%)	60 (57,1%)

*Tis: Tumor in situ
**Cis: Carcinoma in situ

1.6. TRATAMENTO ADJUVANTE

Foi administrada quimioterapia adjuvante a 72 doentes (68,5%): 17 doentes (63%) tinham tumores do cólon direito e 55 (70,5%) tinham tumores do cólon esquerdo.

1.7. SOBREVIVÊNCIA

No grupo do cólon direito, a sobrevivência global foi de 57% aos 3 anos e de 52% aos 5 anos. Para o grupo do cólon esquerdo, a sobrevivência foi de 67,6% aos 3 anos e de 56,5% aos 5 anos (Figura 6).

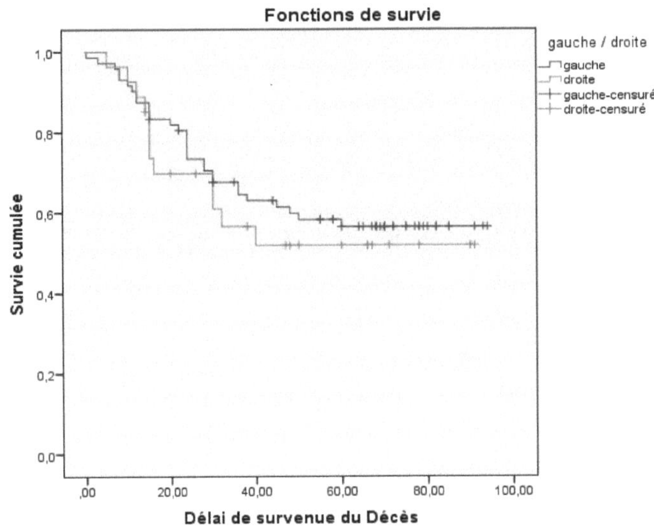

Figura 6Sobrevivência global por localização do tumor

A sobrevivência livre de recidiva para o grupo do cólon direito foi de 56% aos 3 anos e de 51% aos 5 anos. Para o grupo do cólon esquerdo, foi de 60,3% aos 3 anos e 54,1% aos 5 anos (Figura 7).

31

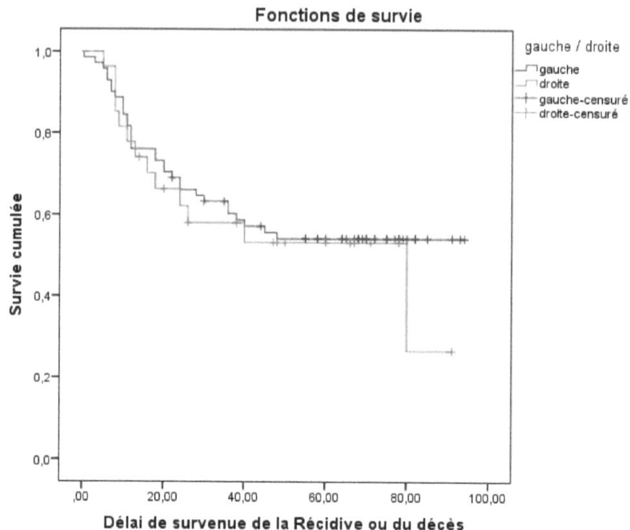

Figura 7Sobrevivência livre de recidiva por localização do tumor

2. ESTUDO ANALÍTICO

2.1. COMPARAÇÃO DE DIFERENTES PARÂMETROS EM FUNÇÃO DA LATERALIDADE

- Características epidemiológicas

A comparação das características epidemiológicas de acordo com a lateralidade do tumor mostrou que apenas uma variável, "Diabetes", foi estatisticamente mais frequente no grupo de cancro do cólon direito (Tabela XV).

Tabela XV Comparação das características epidemiológicas por lateralidade

	Cólon direito	Cólon esquerdo	Valor P
Género	H = 59,3% F= 40,7%	H = 46,2% F= 53,8%	0,17
Idade	65,48 anos de idade	65,06 anos	0,89
Tabaco	Não = 44,4 Sim = 55,6	Não = 61,5 Sim = 38,5	0,09
Álcool	Não: 85,2%. Sim = 14,8	Não = 83,3% Sim = 16,7%.	0,54
Obesidade	Não: 66,7%. Sim: 33,3%	Não = 49 Sim = 51	0,18
Diabetes	Não = 66,7%. Sim: 33,3%	Não = 84,4% Sim = 15,6	**0,045**
HTA*	Não = 70,5 Sim = 29,5	Não = 63 Sim = 37	0,309
Doença cardíaca	Não = 92,6 Sim = 7,4%	Não = 92,3% Sim = 7,7	0,66

| Pneumopatia | Não = 96,3% | Não = 98,7 | 0,45 |
| | Sim = 3,7%. | Sim = 1,3% | |

*Hipertensão: tensão arterial elevada

- Circunstâncias da descoberta

A comparação das circunstâncias de descoberta de acordo com a lateralidade do tumor permitiu concluir que a presença de uma massa abdominal ao exame clínico foi estatisticamente mais frequente do lado direito (Quadro XVI).

Tabela XVIComparação das circunstâncias da descoberta de acordo com a lateralidade do tumor

	Cólon direito	Cólon esquerdo	Valor P
Dor abdominal	85,2%	76,9%	0,27
Perturbações de trânsito	66,6%	62,8%	0,19
AEG	59,8%	53,3%	0,6
Hemorragia digestiva baixa	11,1%	16,7%	0,36
Massa abdominal	29,6%	15,4%	**0,04**
Complicação reveladora	29,6%	34,6%	0,411
Oclusão	3,7%	5,1%	0,61
Peritonite	14,7%	9%	0,3
Defesa localizada			

* AEG: Estado geral deficiente

- Dados operacionais

A comparação dos dados operatórios de acordo com a lateralidade mostrou que o tempo operatório era significativamente mais longo para os cancros do cólon esquerdo. Além disso, a incidência de metástases hepáticas foi mais elevada no grupo de cancro do cólon esquerdo (Quadro XVII).

Tabela XVIIComparação dos dados operatórios de acordo com a lateralidade do tumor

	Cólon direito	Cólon esquerdo	Valor P
Cirurgia programada	51,9%	48,87%	0,42
Cirurgia de urgência	48,1%	48,7%	0.58
Tamanho do tumor			
> 3 cm	77,7%	82%	0,36
> 4 cm	44,4%	60,2%	0.46
> 5cm	33,3%	21,8%	0.38
Invasão loco-regional	7,4%	17,9%	0,15
Ascite	11,1%	12,8%	0,56
Metástases hepáticas	7,4%	20,8%	**0,045**
Duração da intervenção	156 min	178 min	**0,042**
Morbilidade global	40,7%	47,4%	0,35
Fístula anastomótica	7,4%	12,8%	0,35

*baixa abundância

- Dados anatomopatológicos

A comparação dos dados patológicos não revelou diferenças significativas entre o cancro do cólon direito e esquerdo. Os grupos T1 e

T2 não foram comparados devido à falta de números. (Quadro XVIII).

Tabela XVIIIComparação dos dados anatomopatológicos de acordo com a lateralidade do tumor

	Cólon direito	Cólon esquerdo	Valor P
T3	44,4%	52,6%	0,12
T4	37%	41%	0,9
N +*	52%	45%	0,3
Inchaço perineural	66,7%	53,8%	0,17
Embolia vascular	40,7%	39,7%	0,55
Embolia linfática	44,4%	37,2%	0,32

*N+: metástases em gânglios linfáticos

- Sobrevivência global e sobrevivência livre de recorrência

A comparação da sobrevivência global e da sobrevivência livre de recorrência não mostrou diferenças significativas de acordo com a localização do tumor (Tabela XIX) (Figura 8,9).

Pintura XIX Avaliação da sobrevivência de acordo com a lateralidade do tumor

	Cólon direito		Cólon esquerdo		Valor P
	3 anos	5 anos	3 anos	5 anos	
Sobrevivência global	56,6%	51,9%	67,6%	56,5%	0,571
Sobrevivência livre de recorrência	56%	51,2%	63,3%	54,1%	0,631

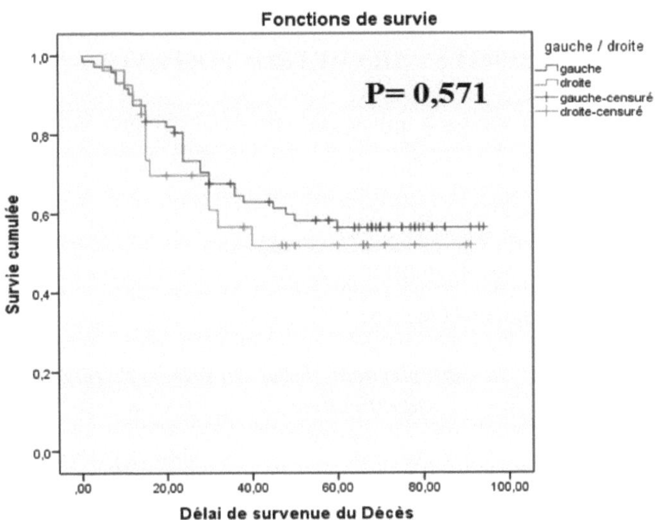

Figura 8 Comparação da sobrevivência global por localização do tumor

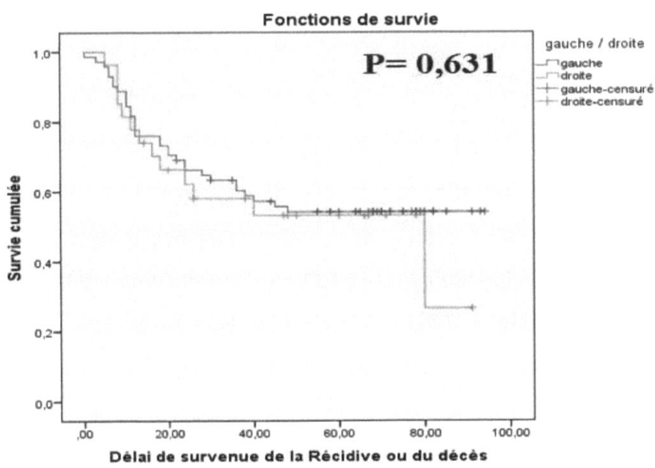

Figura 9Comparação da sobrevivência livre de recorrência de acordo com a localização do tumor

2.2. ESTUDO DA SOBREVIVÊNCIA GLOBAL EM FUNÇÃO DOS DIFERENTES PARÂMETROS POSITIVOS

O nosso estudo analítico univariado encontrou factores comuns de mau prognóstico (grupo do cólon direito e grupo do cólon esquerdo) para a sobrevivência global (Quadro XX).

Além disso, a nossa amostra apresentou factores específicos da lateralidade, resumidos nos Quadros XXI e XXII.

Mesa XX Estudo da sobrevivência global em função de factores significativos

Parâmetros	Cólon direito		Cólon esquerdo	
	Sobrevivência até 5 anos	Valor P	Sobrevivência até 5 anos	Valor P
Idade	<= 70 anos: 75,6% >70 anos: 20%.	**0,029**	<= 70 anos: 67,8% >70 anos: 37,1%	**0,005**
HTA*	Não: 68,3%. Sim: 25%.	**0,046**	Não: 63,7%. Sim: 38,2%	**0,018**
ASA	I : 88,9% II: 36,7	**0,041**	I : 65,4% II: 59,1% III: 0%.	**<0,001**
Tamanho do tumor** (mm)	Não: 100%. Sim: 37,8%.	**0,023**	N.º: 69 Sim: 46,5	**0,049**
Tumor perfurado	Não: 59,1%. Sim: 0%.	**0,022**	Não: 60,6%. Sim: 43,8%.	**0,049**
Inchaço perineural	Não: 77,8%. Sim: 38,5	**0,032**	Não: 76,8%. Sim: 35,9%.	**0,002**
Embolia venosa	Não: 60,3%. Sim: 27,3%	**0,05**	Não: 67,4%. Sim: 36,5	**0,02**

| Embolia linfática | Não: 72,2%. Sim: 23,4%. | 0,007 | N.º: 67 Sim: 35,8%. | 0,005 |

* HTA: hipertensão arterial

**Tamanho do tumor: > 3 cm para o cólon direito e > 5 cm para o cólon esquerdo

Tabela XXIIEstudo de sobrevivência global com base em factores significativos específicos do cólon direito

Parâmetros	Sobrevivência até 5 anos	Valor P
Peritonite	Não: 53,9%. Sim: 0%.	0,03
Invasão loco-regional	Não: 56,2%. Sim: 0%.	0,009
T4	Sim: 13 Não: 73,9%.	0,004

Tabela XXIIEstudo da sobrevivência global em função de factores significativos específicos do cólon esquerdo

Parâmetros	Sobrevivência até 5 anos	Valor P
Metástases intra-operatórias	Não: 66,9%. Sim: 0%.	<0,001
N+*	N.º: 66 Sim: 41,3%	0,029

* N+: metástases em gânglios linfáticos

2.3. ESTUDO DA SOBREVIVÊNCIA SEM RECIDIVA EM FUNÇÃO DE DIFERENTES PARÂMETROS POSITIVOS

O estudo de sobrevivência sem recorrência encontrou factores comuns de mau prognóstico para os doentes com cancro do cólon direito e esquerdo, que estão resumidos no Quadro XXIII.

A nossa amostra também apresentou factores específicos da lateralidade, que se encontram resumidos nos Quadros XXIV e XXV.

Tabela XXIII Estudo da sobrevivência livre de recorrência de acordo com os factores conjuntamente significativos

	Cólon direito		Cólon esquerdo	
	SSR aos 5 anos	Valor P	SSR aos 5 anos	Valor P
Idade	<= 70 anos: 76,5% >70 anos: 20%.	**0,021**	<= 70 anos: 65,7% >70 anos: 34,6%	**0,011**
Tamanho do tumor	Não: 100%. Sim: 40%.	**0,025**	Não: 70%. Sim: 42	**0,016**
Invasão loco-regional	Não: 56,2%. Sim: 0%.	**0,009**	N.º: 58 Sim: 30%.	**0,045**
Tumor perfurado	Não: 60,4%. Sim: 0%.	**0,037**	Não: 59,2%. Sim: 37,5	**0,037**
Inchaço perineural	Não: 77,8%. Sim: 42	**0,048**	Não: 76,2%. Sim: 33,4%.	**0,001**
Embolia linfática	Não: 72,7%. Sim: 26	**0,009**	N.º: 63 Sim: 37,3%	**0,022**

*Tamanho do tumor: > 3 cm para o cólon direito e > 5 cm para o cólon esquerdo

Tabela XXIV Estudo da sobrevivência livre de recorrência em função de factores significativos específicos do cólon direito

Parâmetros	SSR aos 5 anos	Valor P
Peritonite	Não: 55,2%. Sim: 0%.	**0,022**
T4	Sim: 21,2% Não: 76%.	**0,009**

Tabela XXVEstudo da sobrevivência livre de recorrência em função de factores significativos específicos do cólon esquerdo

Parâmetros	SSR aos 5 anos	Valor P
Cirurgia programada/emergência	Frio: 66,4 Emergência: 41,3	**0,049**
Metástases	Não: 63,4%. Sim: 11,1%.	**<0,001**
Pontuação ASA	I : 62,7% II: 56,6% III: 0%.	**<0,001**
N+*	Não: 63,4%. Sim: 41,3%	**0,045**

* N+: metástases em gânglios linfáticos

DISCUSSÃO

A distinção entre cancro do cólon direito e esquerdo continua a ser controversa. No nosso país, poucos estudos têm discutido a influência da localização do tumor no prognóstico carcinológico, com uma taxa de recorrência entre 15% e 30%, qualquer que seja a localização. (13). Uma melhor compreensão das características epidemiológicas e clínicas e dos factores de prognóstico de cada localização tumoral poderia fornecer a informação necessária para melhorar a gestão terapêutica e o prognóstico.

O interesse prático do nosso estudo é identificar as características epidemiológicas, clínicas e histológicas de cada local do tumor e o seu impacto na sobrevivência e no prognóstico.

1. RESPOSTAS ÀS NOSSAS QUESTÕES DE INVESTIGAÇÃO

a) **Objetivo principal**: Avaliar o impacto da localização do cancro do cólon direito ou esquerdo no prognóstico dos doentes após cirurgia curativa.

A nossa amostra não mostrou diferenças significativas em termos de sobrevivência global e livre de recorrência.

Para o cólon direito, a sobrevivência global está estimada em 56,6% aos 3 anos e 51,9% aos 5 anos; para o cólon esquerdo, é de 67,6% aos 3 anos e 56,6% aos 5 anos.

A sobrevivência livre de recorrência foi estimada em 56% aos 3 anos e 51,2% aos 5 anos para o cólon direito, e 63,3% aos 3 anos e 54,1% aos 5 anos para o cólon esquerdo.

Com base nestes resultados, embora as diferenças não sejam significativas, o cólon esquerdo parece ter uma sobrevivência global e uma sobrevivência livre de recorrência ligeiramente melhores.

O nosso estudo analítico concluiu que os factores comuns de mau prognóstico na sobrevivência global de um doente com um tumor do cólon direito ou esquerdo são :

- Idade superior a 70 anos.
- Tensão arterial elevada.
- Escore ASA maior ou igual a II.
- Constatação per-operatória de um tumor perfurado ou de um tumor de grandes dimensões (superior a 3 cm no cólon direito ou superior a 5 cm no cólon esquerdo).
- Um exame anatomopatológico que revele bainha peri-nervosa, êmbolos vasculares e/ou linfáticos.

Para além dos factores comuns acima referidos, a nossa amostra também revelou factores específicos em função da lateralidade; por um lado, o achado per-operatório de peritonite ou de invasão loco-regional e um exame patológico que mostra um tumor T4 são factores de mau prognóstico em doentes com cancro do cólon direito. Por outro lado, a presença de metástases hepáticas e o envolvimento de gânglios linfáticos no exame patológico são considerados factores de mau prognóstico para a sobrevivência global em doentes com cancro do cólon do lado esquerdo.

No que diz respeito à sobrevivência sem recidiva, o nosso estudo concluiu que os factores comuns de mau prognóstico para os doentes com cancro do cólon direito ou esquerdo são :

- Idade superior a 70 anos.
- Constatação per-operatória de um tumor perfurado ou de grandes dimensões (superior a 3 cm no cólon direito e superior a 5 cm no cólon esquerdo).
- A presença, no exame patológico, de bainha peri-nervosa ou de êmbolos vasculares e/ou linfáticos.

Além disso, foram identificados outros factores de mau prognóstico estatisticamente significativos para a sobrevivência livre de recorrência específicos de cada localização. Os factores específicos para o lado direito foram os achados intra-operatórios de peritonite e a presença de um tumor superior a T3 no exame patológico. Para o lado esquerdo, os factores específicos são: pontuação ASA superior a II, achado intra-operatório de metástases hepáticas, cirurgia de emergência e presença de invasão de gânglios linfáticos no exame patológico.

b) **Objetivo secundário**: Avaliar o perfil epidemiológico, clínico e histológico de cada local do tumor.

O nosso estudo mostrou de forma estatisticamente significativa que :

- A diabetes foi mais comum no grupo do cancro do cólon direito.
- A presença de uma massa abdominal ao exame clínico é mais comum nos tumores do cólon direito.
- Os tumores do cólon esquerdo têm maior probabilidade de estar associados a metástases hepáticas síncronas do que os tumores do cólon direito.
- O tempo de operação é mais longo para a cirurgia de cancros do cólon esquerdo.

Além disso, o nosso estudo comparativo revelou as seguintes conclusões não estatisticamente significativas:

- A dor abdominal e a diarreia parecem ser mais frequentes nos cancros do cólon direito, enquanto a obstipação e a hemorragia digestiva parecem ser mais frequentes no lado esquerdo.
- O cancro do cólon direito parece ser mais frequentemente complicado por superinfeção ou peritonite, enquanto o cancro do cólon esquerdo é mais frequentemente complicado por oclusão.

- O cancro do cólon esquerdo parece ter um maior potencial de invasão da sua parede (T), ao passo que o cancro do cólon direito parece ser mais frequentemente acompanhado de metástases nos gânglios linfáticos e de características histológicas com um mau prognóstico (EPN, EV e EI).

2. LIMITAÇÕES DO NOSSO ESTUDO

A principal limitação do nosso estudo é a sua natureza retrospetiva, que implica o risco de vários enviesamentos. Por um lado, os dados em falta e os diferentes protocolos operatórios utilizados pelos diferentes operadores conduzem a um viés de seleção de doentes. Por outro lado, o nível socioeconómico da população que consultou o nosso hospital e as condições de internamento representam também uma fonte de viés de seleção, dada a natureza monocêntrica do estudo.

Além disso, o número limitado de doentes, especialmente no grupo de cancro do cólon direito, pode influenciar os resultados do nosso estudo, reduzindo o seu poder.

Além disso, a nossa população não é homogénea, uma vez que incluímos cancros do cólon com diferentes apresentações clínicas (cirurgia electiva, cirurgia de urgência) e diferentes estádios tumorais.

Além disso, o estudo multivariado dos factores de mau prognóstico sobre a sobrevivência global e a sobrevivência livre de recorrência não foi realizado devido à não aplicação dos seus critérios, nomeadamente a verificação da hipótese de riscos proporcionais e o número limitado de doentes nos subgrupos.

Por outro lado, as características moleculares do tumor, como o fenótipo MSS/MSI, as mutações BRAF, KRAS e CIMP, que representam atualmente elementos prognósticos importantes na literatura, não foram avaliadas no nosso estudo. Estes dados em falta poderiam ajudar-nos a compreender melhor o impacto prognóstico dos marcadores moleculares nos cancros do cólon de acordo com os seus locais na nossa população.

3. PESQUISA BIBLIOGRÁFICA E VALIDAÇÃO DOS NOSSOS RESULTADOS

3.1. Objetivo principal: Impacto da localização direita ou esquerda do adenocarcinoma primário no prognóstico do cancro

3.1.1. Sobrevivência global

Vários estudos investigaram a sobrevivência global dos cancros do cólon de acordo com a sua localização.

Benedix et al, incluindo 8297 doentes operados a adenocarcinoma do cólon direito versus 9344 doentes operados a adenocarcinoma do cólon esquerdo, concluíram que a localização à esquerda tinha uma sobrevivência aos 5 anos estatisticamente comprovada (71% vs 67%) P=0.01 No entanto, a sobrevida dos doentes foi influenciada pelo estádio da doença (OR=2; p<0,01), pelo score ASA (OR=1,72; p<0,01) e pela ressecção alargada (OR=1,81; p<0,01), mais frequente no cólon direito.(14).

Em 2011, o estudo epidemiológico americano, baseado na base de dados do programa SEER (Surveillance, Epidemiology and End Results), incluiu 77978 doentes operados entre 1988 e 2003(15). Concluiu que a sobrevida mediana foi melhor nos doentes operados por adenocarcinoma do cólon esquerdo, com uma diferença significativa (78 vs 89 meses; p<0,001). Esta diferença só foi significativa no estudo multivariado para os estadios III e IV (p=0,01; HR= 1,12 [1,06 a 1,8]).

Estes resultados foram reforçados pela meta-análise e revisão da literatura de Petrelli et al, que, analisando 66 estudos realizados entre 1995 e 2016 e incluindo 1 437 846 doentes operados a adenocarcinoma do cólon, relataram um melhor prognóstico para a localização à esquerda em termos de sobrevivência global, com uma diferença estatisticamente significativa (OR= 0,82 [0,79 ;0,84] ; p<0,001), independentemente da raça, estádio do tumor, tratamento adjuvante e ano de estudo(16).

Warschow et al, em 2016, contestaram estes resultados. Utilizando a base de dados da Surveillance, Epidemiology, and End Results (SEER) (2004-2012), identificaram 91 416 doentes com cancro do cólon em estádio I a III (51 937 cancros do cólon direito e 39 479 cancros do cólon esquerdo) (17). Na análise univariada, os doentes com cancro do lado esquerdo tiveram uma melhor sobrevivência específica ao cancro (HR = 1,26, IC 95%: 1,21-1,30, P < 0,001) em comparação com os doentes com cancro do lado direito. No entanto, após o emparelhamento, os cancros do lado direito tiveram um melhor prognóstico em termos de sobrevivência global (HR = 0,92, 95% CI: 0,89 - 0,94, P < 0,001) e sobrevivência específica do cancro (HR = 0,90, 95% CI: 0,87 - 0,93, P < 0,001). Esta diferença foi mais acentuada para os estádios I e II. Isto põe em causa o paradigma de estudos anteriores que afirmam uma melhor sobrevivência em doentes com cancro do cólon do lado esquerdo.

Mais recentemente, em 2019, um estudo coreano de Yang MK et al incluiu 2329 doentes após o emparelhamento de oito variáveis (idade, sexo, estádio T, estádio N, grau histológico, presença de invasão linfovascular/peri-neural e estado de instabilidade de microssatélites) (18). Este estudo mostrou que a sobrevivência global era estatisticamente inferior para os doentes com cancro do cólon direito em estádio III (HR,

1,561; IC 95%, 0,967-2,522; P = 0,068).

Também em 2019, um estudo da Mayo Clinic comparou a sobrevivência global de 15880 doentes com cancro do cólon do lado esquerdo com a de 7570 doentes com cancro do cólon do lado direito(19) . Concluiu que o cancro do cólon esquerdo estava associado a uma sobrevivência mediana estatisticamente significativamente melhor (93 meses vs 76,6 meses; p<0,00001).

Outros estudos recentes não mostraram diferenças significativas em termos de sobrevivência global, como o estudo de Jasmine Lizette Gowarty et al, em 2019, e o estudo prospetivo publicado em 2020 por Metin Keskin et al (20). No entanto, estes dois estudos têm critérios de inclusão diferentes, em particular a inclusão de tumores que se estendem ao ângulo do cólon esquerdo no grupo de tumores do cólon direito.

O estudo multicêntrico tunisino apresentado no congresso da Associação Tunisina do Cancro Colorrectal (ATCCR) em 2021, mostrou uma sobrevivência significativamente reduzida pelo local esquerdo do tumor (p=0,05). Este facto foi explicado pela presença de mais formas metastáticas no grupo do cólon esquerdo (56 doentes ou 19,5%) em comparação com o grupo do cólon direito (38 doentes ou 12%), com uma diferença no limite da significância (p=0,06).

A maioria dos estudos confirma que o cancro do cólon do lado esquerdo tem um melhor prognóstico em termos de sobrevivência global, especialmente nas fases avançadas da doença, enquanto o cancro do cólon do lado direito parece ter um melhor prognóstico nas fases iniciais.

Na nossa série, o tumor do cólon esquerdo foi associado a uma melhor sobrevivência global aos 3 e 5 anos do que o do cólon direito, com um valor de p não significativo (p=0,571). A diferença não significativa pode ser explicada pelo número limitado de doentes no grupo de cancro do cólon direito e pelo maior número de formas metastáticas no grupo de cancro do cólon esquerdo.

3.1.2. Sobrevivência sem recidiva

A recorrência do tumor aos 5 anos varia na literatura entre 6 e 25%, dependendo do estádio do tumor (21,22). Esta recorrência ocorreu frequentemente durante os primeiros dois anos após a cirurgia curativa(21). Vários estudos compararam a sobrevivência livre de recorrência de acordo com a localização do tumor.

Um estudo japonês de Moritani et al, publicado em 2013, comparou a sobrevivência livre de recorrência em 820 doentes (399 doentes com cancro do cólon direito e 421 com cancro do cólon esquerdo) durante um período médio de seguimento de 55,8 ± 34,9 meses(23). Não se registaram diferenças significativas na sobrevivência livre de doença a cinco anos entre as duas populações (direita 88,6%; esquerda 89,4%; P=0,231). As análises de subgrupo mostraram que os doentes com cancro do cólon em estádio I do lado direito tinham uma taxa de sobrevivência livre de doença a 5 anos significativamente melhor do que os doentes com cancro do lado esquerdo (100 versus 95,2%, P = 0,034).

Em 2015, um estudo coreano analisou 1632 doentes operados a um adenocarcinoma do cólon não metastático no Centro Nacional do Cancro da Coreia entre janeiro de 2001 e dezembro de 2009(24). O estudo comparou a taxa de sobrevivência sem recidiva de acordo com a localização do tumor. Mostrou um tempo significativamente mais curto até à recorrência loco-regional para os doentes com cancro do cólon do lado direito (HR = 2,35; p < 0,001), com uma diferença estatisticamente significativa na recorrência loco-regional para o mesmo grupo (8,5% vs. 4,1%).

Em seguida, foi publicado em 2017 um estudo chinês por QinQ et al, que comparou 317 doentes operados a um tumor do cólon direito com 310 a um tumor do cólon esquerdo(25). O cancro do cólon do lado direito teve uma incidência de recorrência estatisticamente mais elevada do que o cancro do lado esquerdo (30,6% versus 23,2%, P = 0,037). A análise de subgrupo mostrou que os doentes com cancro do cólon do lado esquerdo tinham taxas de sobrevivência livre de recorrência a 5 anos significativamente melhores do que os doentes com cancro do lado direito em estádio III (64,3% versus 46,8%, P = 0,002). Esta diferença não foi registada na doença em estádio I e II.

Um estudo prospetivo de Lee JM et al., publicado em 2019, incluiu 1912 doentes operados a um tumor do cólon(26). Na análise univariada, a sobrevivência livre de recorrência foi semelhante aos 5 anos para o cancro do cólon direito e esquerdo. Este facto também foi observado para a doença nos estádios I e II. No entanto, para os doentes em estádio III, uma análise de regressão de Cox ajustada indicou que os doentes com cancro do cólon direito apresentavam um risco mais elevado de mortalidade específica do cancro (HR, 1,75; IC 95%, 1,07-2,86; P = 0,024) e de recorrência (HR, 1,78; IC 95%, 1,22-2,60; P = 0,003). Além disso, o cancro do cólon direito foi um preditor independente de recorrência peritoneal (HR, 1,86; IC 95%, 1,05-3,29; P = 0,031) em doentes no estádio III.

No entanto, em 2020, um estudo que incluiu 990 doentes realizado pela equipa da Clínica Mayo pôs em causa os resultados acima referidos para os estádios não avançados (estádio II) (19). A taxa de recorrência pós-operatória do cancro do cólon esquerdo (cólon descendente, cólon sigmoide) foi superior à do cancro do cólon direito (ceco, cólon ascendente, cólon transverso) (OR 2,191, 95% CI 1,091-4,400, P = 0,027).

Na análise do fator de sobrevivência COX para o cancro do cólon, o lado esquerdo foi um dos factores de risco independentes (risco relativo 5,377, IC 95% 0,216-0,88, P = 0,02).

Um estudo recente publicado em 2O22 incluiu 1017 doentes que foram submetidos a colectomia curativa para cancro do cólon em estádio I-III no Hospital Shang-Ho em Taiwan entre agosto de 2008 e dezembro de 2019. Não mostrou as mesmas conclusões que as da Clínica Mayo. Na análise de subgrupo, este estudo mostrou que o câncer de cólon do lado direito foi associado a um tempo mais curto para recorrência do que o câncer de cólon estágio II do lado esquerdo (HR 2,36, intervalo de confiança de 95% 1,24-4,48, p <0,01). Assim, o cancro do cólon em estádio II do lado direito foi um fator de risco independente para a recorrência.

A nossa amostra não mostrou diferenças significativas em termos de sobrevivência livre de recorrência. No entanto, parece que os tumores do cólon esquerdo têm um melhor prognóstico. A sobrevivência livre de recidiva para o cólon esquerdo é estimada em 63,3% aos 3 anos e 54,1% aos 5 anos. Para o cólon direito, estima-se que seja de 56% aos 3 anos e de 51,2% aos 5 anos. A diferença estatisticamente insignificante pode ser explicada pelo estádio avançado do tumor no grupo do cólon esquerdo aquando do diagnóstico.

Alguns estudos referem uma taxa de recorrência mais baixa para os cancros do cólon esquerdo em todas as fases, enquanto outros, analisando subgrupos, demonstraram que os cancros do cólon direito em fase inicial têm uma melhor sobrevivência sem recorrência. Por outro lado, outros estudos encontraram dados contrários. Esta divergência nos resultados de diferentes estudos pode ser explicada por factores genéticos e ambientais.

3.2. Objetivo secundário: avaliar o perfil epidemiológico, clínico e histológico de cada local do tumor.

3.2.1. Factores epidemiológicos e clínicos

* **Idade :**

A idade avançada já não é considerada uma contraindicação para a cirurgia do cólon(27). Este facto é explicado pelo desenvolvimento da reanimação perioperatória e pela generalização da cirurgia minimamente invasiva (28).

A idade avançada está correlacionada com uma diminuição da sobrevivência global e da sobrevivência livre de recorrência, de acordo com vários estudos, como os de Ronald C, Chapuis e Parc HC(29), (30), (31).

No que diz respeito ao impacto da lateralidade, e dependendo do perfil epidemiológico da série, os cancros do lado direito caracterizam-se por uma idade avançada dos doentes. Este facto pode ser explicado pela sintomatologia menos eloquente dos cancros do lado direito, caracterizada por um lúmen maior, atrasando o diagnóstico e, consequentemente, um pior prognóstico. (32) (33) (34).

Na nossa série, uma idade superior a 70 anos foi associada a uma diminuição da sobrevivência global e da sobrevivência livre de recorrência em doentes com cancro do cólon nos 2 grupos "direito e esquerdo". Além disso, o nosso estudo mostrou que os doentes com cancro do cólon direito eram mais velhos, mas esta diferença não foi estatisticamente comprovada, o que pode ser explicado pela pequena dimensão da amostra do grupo do cólon direito.

* **Género :**

Alguns estudos afirmam que o sexo feminino está associado a uma taxa de sobrevivência reduzida(24,31). Outros demonstraram que o sexo masculino é um fator independente de mau prognóstico para a sobrevivência global e a sobrevivência livre de recorrência (29,35) . No entanto, o estudo Radespiel-Tröger, que incluiu 641 doentes operados a adenocarcinoma do cólon, mostrou que não havia diferença significativa em termos de sobrevivência livre de recorrência a 5 anos entre mulheres e homens, independentemente da localização (77% vs. 80%, p=0,06). (36).

No que diz respeito à lateralidade, os dados da literatura têm mostrado resultados divergentes quanto à distribuição do sexo de acordo com a localização do tumor, com uma tendência para a frequência de mulheres ser maior no grupo do cólon direito (34) (37) (38).

Até à data, não existem provas estatisticamente sólidas que confirmem que a localização do tumor varia consoante o sexo.

Na nossa série, o sexo masculino ou feminino não parece ser um fator de mau prognóstico. A nossa série mostrou uma predominância masculina de cancro do cólon direito, sem diferença significativa.

- **Obesidade :**

A obesidade é atualmente um problema de saúde pública. O risco relativo de desenvolver cancro colorrectal num doente obeso é de 4,9(39). O impacto da obesidade na sobrevivência e na recorrência raramente foi analisado. Um estudo de 2013 da Mayo Clinic encontrou uma associação entre o índice de massa corporal (IMC) e o prognóstico do cancro do cólon(40). De facto, os pacientes obesos com um IMC superior a 35 kg/m2 tiveram uma sobrevivência global significativamente reduzida com uma taxa aumentada de recorrência do cancro. Além disso, os homens obesos das classes 2 e 3 (IMC $\geq$ 35,0 kg/m(2)) tiveram uma redução estatisticamente significativa da sobrevivência livre de doença (risco relativo [HR], 1,16; intervalo de confiança de 95% CI, [1,01-1,33]; P = 0,0297) em comparação com os doentes da classe 1.

Existem muito poucos dados disponíveis sobre a correlação entre a obesidade e a lateralidade do tumor. Brulé et al, em 2015, encontraram uma associação estatística entre a obesidade e o cancro do cólon do lado esquerdo (41).

Na nossa amostra, a obesidade não parece ser um fator de mau prognóstico.

- **Tabaco e álcool :**

O tabagismo e o consumo excessivo de álcool são reconhecidos como factores de risco para o desenvolvimento do cancro colorrectal. A associação destes dois factores com a recorrência e a sobrevivência global após a cirurgia colorrectal é cada vez mais sugerida(42-44).

Relativamente ao impacto da lateralidade, a maior parte da literatura não demonstrou uma relação comprovada. Alguns artigos referiram uma associação, como o estudo de Qin Q et al, que mostrou uma associação entre o cancro do cólon do lado esquerdo e a duração do tabagismo(25). Esta associação não foi encontrada para os cancros do cólon direito.

O estudo da nossa amostra não mostrou qualquer correlação entre o tabagismo e o alcoolismo e a localização do tumor.

- **Comorbilidades e pontuação ASA :**

Vários estudos concluíram que a presença de comorbilidades com uma pontuação ASA elevada afecta negativamente a sobrevivência(45-48). No entanto, as pontuações ASA são atribuídas com base em vários factores específicos do doente, incluindo o estado nutricional e a história clínica, que foram eles próprios identificados como factores de mau prognóstico para o cancro colorrectal. Este facto leva a um viés de confusão nestes estudos. Yanic R et Al concluíram que a hipertensão arterial, a doença cardíaca, a artrite e a doença pulmonar crónica estão associadas a uma redução significativa da sobrevivência global aos 2 anos (p=0,0007), independentemente da localização. (45). A revisão sistemática e a meta-análise efectuadas por Stein KB mostraram um aumento significativo da mortalidade específica a longo prazo e da recorrência a 5 anos em doentes diabéticos (32% de mortalidade, 95% CI: 1,24, 1,41) (49). Estudos recentes demonstraram uma diferença de acordo com a localização e mostraram que a presença de co-morbilidades como a diabetes, a hipertensão arterial, a dislipidemia e a insuficiência cardíaca são mais frequentes no lado direito(50) (33). No entanto, Tapia Rico et al. observaram uma maior frequência de diabetes no cancro do cólon do lado esquerdo(34).

Na nossa série, a hipertensão arterial e um score ASA maior ou igual a II foram identificados como factores de mau prognóstico para a sobrevivência global, comuns a ambos os grupos.

3.2.2. Circunstâncias da cirurgia e resultados intra-operatórios

• Circunstâncias da descoberta, excluindo complicações:

A análise da literatura mostrou diferenças significativas de acordo com as circunstâncias da descoberta do cancro do cólon não complicado em relação à lateralidade (129). Por um lado, os tumores do cólon direito têm uma sintomatologia inespecífica, como dor abdominal, perda de peso e anemia. Por outro lado, os tumores do cólon esquerdo provocam perturbações do trânsito e hemorragia(130,131).

No nosso estudo, os tumores do cólon esquerdo apresentaram-se principalmente com hemorragia digestiva e/ou obstipação, enquanto os tumores do cólon direito se apresentaram com diarreia e dor abdominal, mas não houve uma diferença significativa.

- Cirurgia de urgência

Vários estudos relataram uma redução da sobrevivência global e da sobrevivência livre de recorrência em doentes submetidos a cirurgia de emergência, independentemente da localização do tumor. Um estudo publicado em 2006 por Burton et al. mostrou que a taxa de sobrevivência a 3 anos para os doentes submetidos a cirurgia de urgência foi de 48,21% (IC 95%: 25,22-67,94%) em comparação com 78,72% (IC 95%: 71,55-84,28%) para os doentes submetidos a cirurgia programada.(51).

Na nossa série, o estudo comparativo não mostrou diferenças significativas entre a cirurgia de emergência e a localização do tumor. No entanto, a cirurgia de urgência é um fator de mau prognóstico em termos de sobrevivência livre de recorrência para os cancros do cólon esquerdo.

- Formulários complicados :

De acordo com vários estudos, as formas complicadas estão associadas a um mau prognóstico em termos de sobrevivência. Um estudo publicado em 2009 por Cheynel et al mostrou que a taxa de recorrência local cumulativa a cinco anos era mais elevada para os cancros perfurados (15,7%) do que para os cancros não complicados (7,8%; P = 0,021) (52). Um estudo coreano realizado por Yik-Hong Ho et al concluiu, em análise univariada e multivariada, que a oclusão e a perfuração tinham um impacto negativo estatisticamente significativo na sobrevivência livre de recorrência, com um HR igual a 2,5, independentemente do estádio do tumor, do grau histológico e da presença de êmbolos vasculares(53). Outros estudos recentes confirmaram estes resultados, como o estudo de

Yang K M publicado em maio de 2022(54).

O tamanho do tumor está associado a uma pior sobrevivência global e a uma sobrevivência livre de recorrência em vários estudos(55-57). O estudo de Liang et al, publicado em 2021, concluiu que o tamanho do tumor superior a 5 cm estava associado a uma taxa significativamente mais baixa de sobrevivência global e sobrevivência livre de recidiva aos 5 anos (OS: 63,5% versus 75,2%, P<0,001; RFS: 59,5% versus 72,4%, P<0,001). (58). Também em 2021, o estudo de Alese et al deduziu que o impacto prognóstico do tamanho do tumor estava fortemente associado à sobrevivência à doença em estádio III. Este rácio de risco evolui na mesma direção que o tamanho do tumor(59).

Em termos de lateralidade, o cancro do cólon esquerdo está mais frequentemente associado a obstrução intestinal aguda. Este facto pode ser explicado pelo diâmetro reduzido do cólon distal(60). Por outro lado, os tumores do cólon direito tinham um tamanho de tumor maior, o que explica a sua descoberta por ocasião de uma massa abdominal(61) (62).

No nosso estudo, o achado intra-operatório de um tumor perfurado ou de um tumor de grandes dimensões (mais de 3 cm no cólon direito ou mais de 5 cm no cólon esquerdo) foram factores de mau prognóstico para a sobrevivência global e a sobrevivência livre de recorrência. Além disso, parece que os tumores no cólon esquerdo tendem a ser complicados por oclusão, enquanto os do cólon direito tendem a ser complicados por complicações sépticas, sem diferença significativa. Além disso, a presença de uma massa abdominal é mais frequente no caso do cancro do cólon direito, com uma diferença estatisticamente comprovada.

- Tempo de funcionamento

O estudo de Cienfuegos et al mostrou que o tempo de operação foi maior para os cancros do cólon esquerdo, com uma diferença estatisticamente significativa (146 min vs 165 min; p < 0,001). (22). O estudo multicêntrico realizado pela Tunisian Colorectal Cancer Association em 2021 mostrou um tempo de operação mais longo para os cancros do cólon esquerdo (176,3 min vs 187,4; p=0,023).

A nossa série encontrou os mesmos resultados (156 min vs 178min; p=0,042).

3.2.3. Factores biológicos

Sabe-se que a hipoalbuminemia é um fator de risco independente para o afrouxamento da anastomose(63). Alguns estudos afirmam que a hipoalbuminemia está associada a uma taxa de sobrevivência reduzida(64,65). O estudo de Fujii et al mostrou que o risco de recorrência estava significativamente aumentado nos casos de hipoalbuminemia (33,3% vs 6,4%; p =0,002) (66).

Alguns estudos referem que o rácio neutrófilos/linfócitos é um poderoso indicador de sobrevivência em doentes com cancro do cólon. Este rácio é um indicador combinado de inflamação e imunologia e um indicador de resposta ao tratamento. O estudo de Pei-Rong et al mostrou que um rácio neutrófilos/linfócitos superior a 4 era um fator de prognóstico desfavorável para a sobrevivência sem recidiva (HR=4,88; P<0,01) (67). O estudo de Mallapa et al revelou que este rácio pré-operatório, quando superior a 5, era um fator de risco independente para a recorrência (68).

Uma revisão sistemática e uma meta-análise recentes, publicadas em 2021, mostraram que um rácio elevado entre a proteína C-reactiva (PCR) e a albumina antes do tratamento estava associado a uma sobrevivência global e a uma sobrevivência livre de doença inferiores no cancro colorrectal(69). Pode servir como um marcador de prognóstico para o cancro colorrectal na prática clínica. No entanto, este estudo não analisou os subgrupos direito e esquerdo.

O CEA é o marcador tumoral de referência no cancro colorrectal. No entanto, o seu valor prognóstico em termos de recorrência continua a ser debatido (70,71). No estudo de Kim et al, um nível elevado de CEA sérico pré-operatório ($\geq$ 3 ng/mL) é um fator independente de mau prognóstico para a sobrevivência global e a sobrevivência livre de recorrência em doentes com cancro do cólon em estádio III após ressecção curativa, independentemente da localização do tumor(72).

Por outro lado, vários estudos demonstraram que os doentes com adenocarcinoma do cólon direito têm mais anemia do que os doentes com adenocarcinoma do cólon esquerdo(22,73). Keeler et al e Dunne et al explicaram esta noção pelo maior tamanho dos cancros do cólon direito(74) (75).

Na nossa amostra, não se verificou qualquer relação entre os factores biológicos acima descritos, incluindo o nível de hemoglobina, e a sobrevivência global e a sobrevivência livre de recorrência. Além disso, o nosso estudo não mostrou quaisquer diferenças significativas em termos de factores biológicos em relação à lateralidade do tumor.

3.2.4. Factores histológicos

* Estadio do tumor :

A classificação TNM é o elemento de prognóstico mais importante e o melhor guia para decidir sobre o tratamento adjuvante. Vários estudos demonstraram que o estádio T determina o grau de infiltração vascular e linfática e o risco de metástases à distância. Também prediz o risco de recidiva local e à distância(76,77). Em 2008, Quah et al concluíram, num estudo com 448 doentes, que a invasão da serosa (T4) aumentava o risco de morte aos 5 anos por um fator de 3 (p=0,02). (78). Estes resultados foram reforçados pela revisão sistemática e meta-análise de Bockelman et al, publicada em 2015 (79).

A invasão dos gânglios é um importante fator de prognóstico e a principal indicação para o tratamento adjuvante. Vários estudos confirmaram o mau prognóstico dos tumores com envolvimento dos gânglios linfáticos(24,80,81). O estudo de Burton et al. demonstrou que, para um tumor classificado como N0, a sobrevivência global aos 5 anos foi de 75,93%, enquanto que para um tumor classificado como N2 foi de 35,26%(51). Num estudo com 716 doentes, Ogino et al demonstraram que a contagem negativa de gânglios linfáticos estava associada a uma maior sobrevivência em doentes com cancro colorrectal, independentemente da resposta dos linfócitos ao tumor e das características moleculares do tumor, incluindo MSI, CIMP, hipometilação de LINE-1 e BRAF(82).

O número de gânglios linfáticos removidos durante a dissecção dos gânglios linfáticos também foi considerado como um fator independente de sobrevivência no cancro do cólon, independentemente da invasão dos gânglios linfáticos.(83) (84).

Além disso, as margens de ressecção são um importante fator de prognóstico, um indicador de recorrência local e um indicador de tratamento adjuvante(80,85).

No que diz respeito ao estudo da lateralidade, vários estudos concluíram que o cancro do cólon direito apresenta um estádio tumoral avançado em comparação com o cancro do cólon esquerdo, o que piora o seu prognóstico. Em 2017, um estudo de Lim et al., que comparou 207 doentes com cancro do cólon direito com 207 doentes com cancro do cólon esquerdo, mostrou que o cancro do cólon direito apresentava um estádio N mais avançado, um maior tamanho do tumor e mais gânglios linfáticos removidos. (86). Este estudo foi reforçado por um estudo recente realizado em 2022 por Yang et al, que mostrou que o cancro do cólon direito tinha um estádio T e N2 mais elevado do que o cancro do cólon esquerdo(87). Recentemente, no caso dos cancros do cólon direito, alguns centros sugeriram que uma cura mais radical, denominada excisão completa do mesocólon direito, poderia conduzir a melhores resultados em termos de sobrevivência(88,89).

Na nossa série, os factores de mau prognóstico estatisticamente significativos para a sobrevivência global e a sobrevivência livre de recorrência foram um tumor T4 no cólon direito e o envolvimento de gânglios linfáticos no cólon esquerdo. Em termos de lateralidade, a nossa série não mostrou diferenças significativas em termos de estádio do tumor.

- Factores histo-pronósticos :

Vários estudos demonstraram que os tumores pouco diferenciados ou indiferenciados estão associados a um mau prognóstico porque têm um maior risco de invasão parietal, metástases nos gânglios linfáticos e metástases à distância(90-92). O estudo de Burton et al. mostrou que a sobrevivência aos 5 anos diminuiu de 59% para os tumores bem ou moderadamente diferenciados para 29% para os tumores pouco diferenciados (p=0,0002) (51).

O subtipo histológico é um importante fator de histoprognóstico. Estudos efectuados por Borger et al. e O'Connell et al. demonstraram que os adenocarcinomas de células independentes apresentam um maior risco de invasão vascular e linfática, metástases nos gânglios linfáticos e metástases à distância, o que resulta numa maior taxa de recorrência e num mau prognóstico.(93) (94).

A presença de êmbolos tumorais nas estruturas linfáticas e/ou vasculares e no revestimento perinervoso é considerada preditiva de disseminação metastática linfática e à distância. Estão associados a uma redução da sobrevivência global e da sobrevivência livre de recorrência (95,96). Krasna et al concluíram que a incidência de metástases em doentes com invasão vascular ou neural era mais frequente (60% vs. 17% para invasão vascular (P < 0,0001) e 72,7% vs. 27% para invasão peri-neural (P < 0,01)). (97). Este estudo também mostrou que a sobrevida em pacientes com invasão vascular ou nervosa foi menor (29,7% vs 62,2% para invasão vascular (P<0,003) e 29,6% vs 57,7% para bainha peri-nervosa (P<0,003). Em 2005, Pagès et al mostraram que a sobrevivência livre de recidiva a 5 anos caiu de 32,4% para 12,1% em doentes com êmbolos tumorais linfáticos e/ou vasculares e bainha perinervosa na sua amostra de 959 doentes operados a cancro do cólon(98). Estes resultados foram reforçados pelos estudos de Stenrberg et al e Liebig et al (99).

No que diz respeito à comparação dos factores de prognóstico histológico de acordo com a lateralidade, vários estudos confirmaram que o cancro do cólon direito é mais frequentemente acompanhado de factores histológicos com um mau prognóstico(100). Em 2017, o estudo de Lim et al , que incluiu 414 pacientes operados entre janeiro de 2000 e dezembro de 2012, mostrou que o cancro do cólon direito apresentava mais êmbolos linfáticos e vasculares e um carácter pouco diferenciado(86). Mais recentemente, em 2019, um estudo de Helvaci et al que incluiu 1725 doentes (1436 com cancro do cólon esquerdo e 289 com cancro do cólon direito) concluiu que o cancro do cólon direito apresentava mais invasão linfática e vascular, engolfamento peri-nervoso (21,7% vs 16%; p=0.046); subtipo mucinoso (15,2% vs. 7,3%; p<0,001) e tumores pouco diferenciados (13,5% vs. 5,4%; p<0,001), o que lhe confere um mau prognóstico.(101).

No nosso estudo, o revestimento peri-nervoso e os êmbolos vasculares e linfáticos foram factores de mau prognóstico em termos de sobrevivência global e livre de recorrência. No que respeita ao estudo da lateralidade, a nossa série não revelou diferenças significativas em termos de características histológicas. No entanto, o cancro do cólon direito parece ser mais frequentemente acompanhado de ingurgitamento peri-nervoso e êmbolos vasculares e linfáticos, sem diferença significativa.

3.2.5. Factores moleculares e genéticos

Os estudos genéticos dos cancros do cólon identificaram três mecanismos alternativos principais de carcinogénese: a instabilidade cromossómica, a instabilidade dos microssatélites e a instabilidade epigenética (102). Estes mecanismos podem atuar separada ou concomitantemente na neogénese do cancro do cólon, resultando em genótipos e fenótipos distintos(103,104). Estas características moleculares e cromossómicas parecem diferir consoante o local do tumor.

- O primeiro mecanismo: a instabilidade dos microssatélites (MSI):

Caracteriza-se por cancros hipermutáveis, devido a um mau funcionamento do sistema de reparação de erros de correspondência do ADN durante a replicação.

O fenótipo de microssatélites instáveis (MSI) é uma importante via carcinogénica do cólon, detectada em cerca de 15% dos cancros do cólon operáveis(105). É um importante marcador de prognóstico molecular e parece prever a falta de eficácia da quimioterapia adjuvante apenas com 5-FU(106). Vários estudos demonstraram que os tumores do cólon com o estatuto MSI-Hight têm uma melhor sobrevivência do que os tumores MSS nas fases iniciais da doença(107-109).

Os tumores do cólon direito são geralmente diplóides com uma taxa mais elevada de instabilidade de microssatélites(110). Em 2018, Narayanan et al mostraram que os cancros do cólon direito são mais agressivos, com mais instabilidade de microssatélites e mutação KRAS, o que prejudica a sobrevivência, especialmente em fases avançadas da doença.(111).

- O segundo mecanismo: a instabilidade cromossómica

Caracteriza-se por uma elevada frequência de alterações do número de cópias do ADN com tumores não mutáveis. É o primeiro grande mecanismo de carcinogénese dos cancros do cólon. Esta via contribui para cerca de 75% dos cancros do cólon, em comparação com 25% dos cancros do cólon distrófico (112).

As mutações no gene da polipose adenomatosa coli (APC) foram observadas principalmente no GCC(113). São responsáveis por formas esporádicas de cancro do cólon e por uma das principais formas de predisposição hereditária para o cancro colorrectal (polipose adenomatosa familiar (PAF)).

 A mutação do gene supressor de tumores p53 é mais frequente no GCC do que no CCD (45% vs 34%). (112).

- Mutação do gene KRAS

A ativação do gene Kirsten Ras (KRAS) pode seguir-se à inativação do gene APC durante a progressão do tumor(8)independentemente da localização do tumor (114).

Embora a mutação KRAS seja um fator preditivo de resistência aos anti EGFR, o seu impacto no prognóstico não foi claramente estabelecido.(115). Alguns estudos relataram um mau prognóstico e uma sobrevivência reduzida na presença destas mutações, particularmente nos cordões cromossómicos 12 e 13(116) como o de Cejas et al, que demonstrou uma maior taxa de metástases pulmonares e uma menor sobrevivência livre de doença(117). Outros estudos concluíram que não havia impacto na sobrevivência livre de recorrência ou na sobrevivência global(118,119).

No que diz respeito à lateralidade do tumor, vários estudos demonstraram que o cancro do lado direito está mais associado ao KRAS(100,111,120).

- Mutação do gene BRAF :

O proto-oncogene B-Raf (BRAF) é uma das proteínas serina/treonina quinases que desempenham um papel importante na diferenciação, proliferação ou regulação da sobrevivência. As mutações activadoras do gene BRAF induzem uma estimulação da via RAS/MAPK semelhante à ativação causada por mutações no gene KRAS(121).

A mutação do gene BRAF é considerada um fator de mau prognóstico de acordo com vários estudos(118,122). Está associada à resistência aos inibidores do EGFR. Um estudo efectuado por Souglakos mostrou que a mutação BRAF estava associada a um mau prognóstico, independentemente do tratamento utilizado(123). Mostrou também que esta mutação está associada a um maior risco de progressão da doença (p<0,0001) e de morte (p<0,0001).

Vários estudos demonstraram que a mutação BRAF ocorre principalmente em tumores do cólon direito(100,124).

- O terceiro mecanismo: a instabilidade epigenética

Caracteriza-se pelo fenótipo de metilação das ilhas CpG (CIMP).

A frequência das mutações MSI High e CIMP High, que resultam da inativação de numerosos genes com acções supressoras da proliferação celular, mostrou um aumento progressivo desde o reto (<2,3%) até ao cólon ascendente (36-40%) (125).

Tendo em conta esta multiplicidade de factores genéticos e moleculares, um grupo de peritos identificou recentemente quatro subtipos de cancro colorrectal com base em factores moleculares, biológicos e clínicos e propôs a classificação CMS "Consensus Molecular Subtypes (126) :

- Grupo CMS-1 (MSI, Imune): representa 13% dos cancros do cólon e localiza-se preferencialmente no cólon direito (70% dos cancros do cólon direito pertencem a este grupo). Os tumores deste grupo caracterizam-se por tumores MSI-High, infiltração imunitária marcada, CIMP elevado (CIMP high= fenótipo de metilação) e tumores com mutação BRAF. O seu prognóstico é bom na ausência de metástases.

- Grupo CMS-2 (canónico): representa 35% dos cancros do cólon e localiza-se preferencialmente no cólon esquerdo sem instabilidade de microssatélites (MSS). São marcados por mutações somáticas frequentes, com sobreexpressão do EGFR e ativação da via WNT/MYC. O seu prognóstico é intermédio.

- Grupo CMS-3 (metabólico): representa 11% dos cancros do cólon e é homogéneo entre o cólon direito e o esquerdo. Caracterizam-se por mutações KRAS frequentes, poucas mutações somáticas e ausência de instabilidade de microssatélites MSS em 90% dos casos. O seu prognóstico é intermédio.

- Grupo CMS-4 (Mesenquimatoso): representa 20% dos cancros do cólon e localiza-se preferencialmente no cólon esquerdo. Estes tumores caracterizam-se por numerosas alterações somáticas (SCNA elevado), ativação frequente dos TGFs e da angiogénese e tumores que são frequentemente MSI. O seu prognóstico é mau em situações metastáticas.

CONCLUSÃO

O cancro colorrectal é um importante problema de saúde pública. A incidência do cancro colorrectal está em constante aumento. A distinção entre o cancro do cólon e do reto foi bem estabelecida a favor do cancro colorrectal em termos de prognóstico. No entanto, a diferença entre o cancro do cólon esquerdo e direito continua a ser uma questão atual.

Neste sentido, realizámos o nosso estudo, cujo principal objetivo foi avaliar o impacto da localização direita ou esquerda do tumor na sobrevivência global e na sobrevivência livre de recorrência. Avaliámos também o perfil epidemiológico, clínico e histológico de cada localização tumoral.

O nosso estudo é um estudo retrospetivo, monocêntrico, descritivo e comparativo, de 1 de janeiro de 2013 a 31 de dezembro de 2017, ou seja, durante um período de 5 anos, em doentes operados por cancro do cólon no serviço de cirurgia geral do Hospital Universitário Habib Bourguiba em Sfax. Incluímos todos os doentes submetidos a uma ressecção curativa, de urgência ou a frio, por adenocarcinoma do cólon com confirmação histológica por exame anatomopatológico da peça cirúrgica. Os tumores da válvula ileo-caecal e da charneira reto-sigmoideia, a localização síncrona de tumores duplos à direita e à esquerda e os tumores considerados irressecáveis não foram incluídos, a fim de minimizar o risco de viés de seleção e de confusão.

A nossa população era constituída por 105 indivíduos, dos quais 27 (26%) tinham cancro do cólon direito (CCD) e 78 (74%) tinham cancro do cólon esquerdo (CCL). A idade média foi de 64,7 anos, com um rácio de sexo de 0,98.

No que respeita às circunstâncias em que a doença foi descoberta, nenhum caso foi diagnosticado durante o rastreio. O tumor complicou-se em 51 doentes (13 CCD e 38 CCG).

A via laparoscópica foi utilizada em 33,3% dos procedimentos programados (5 CCD e 13 CCG).

A evolução pós-operatória foi simples em 55,2% dos casos, com uma taxa de morbilidade de 44,8% e uma taxa de mortalidade de 0%. O tempo médio de internamento pós-operatório foi de 6,68 dias (5,12 dias CRC e 7,23 dias GCC).

Todos os casos eram adenocarcinomas invasivos, com tumores de grau T3 ou superior em 90% dos casos e N+ em 57% dos casos.

Em resposta aos nossos objectivos, a nossa amostra não mostrou diferenças significativas em termos de sobrevivência global e livre de recorrência.

O nosso estudo analítico concluiu que os factores comuns de mau prognóstico para a sobrevivência global foram: idade superior a 70 anos, hipertensão arterial, pontuação ASA superior ou igual a II, achado intra-operatório de um tumor perfurado ou de um tumor de grandes dimensões (superior a 3 cm no cólon direito ou superior a 5 cm no cólon esquerdo) e um exame patológico que mostrava bainha peri-nervosa, êmbolos vasculares e/ou linfáticos. Para além dos factores comuns já mencionados, a nossa amostra revelou factores específicos de acordo com a lateralidade; por um lado, o achado per-operatório de peritonite ou invasão loco-regional e um exame patológico que mostra um tumor T4 são factores de mau prognóstico em doentes com cancro do cólon direito. Por outro lado, o achado intra-operatório de metástases hepáticas e a presença de envolvimento de gânglios linfáticos no exame patológico são considerados factores de mau prognóstico para a sobrevivência global em doentes com cancro do cólon do lado esquerdo.

No que diz respeito à sobrevivência livre de recorrência, o nosso estudo concluiu que os factores comuns de mau prognóstico para os doentes com cancro do cólon direito ou esquerdo são: idade superior a 70 anos, achado per-operatório de um tumor perfurado ou de grandes dimensões e a presença, no exame patológico, de bainha perineural ou de êmbolos vasculares e/ou linfáticos. Além disso, foram identificados outros factores de mau prognóstico estatisticamente significativos para a sobrevivência livre de recorrência específicos de cada localização. Os factores específicos do lado direito foram o achado intra-operatório de peritonite ou a presença de um tumor superior a T3 no exame anatomopatológico. Para o lado esquerdo, os factores específicos são: pontuação ASA superior a II, achado intra-operatório de metástases hepáticas, cirurgia em contexto de urgência e presença de invasão linfonodal no exame anatomopatológico.

A comparação do perfil epidemiológico, clínico e histológico de cada local do tumor revelou vários factores estatisticamente significativos. A diabetes e a presença de uma massa abdominal ao exame clínico foram mais frequentes no grupo de cancro do cólon direito (p=0,045 e p=0,04, respetivamente). Os tumores do cólon esquerdo foram mais frequentemente associados a metástases hepáticas síncronas (p=0,045) e a um tempo operatório mais longo do que os do cólon direito (p=0,042).

A principal limitação do nosso estudo é a sua natureza retrospetiva, que implica o risco de vários enviesamentos. Além disso, o número limitado de doentes, especialmente no grupo de cancro do cólon direito, pode influenciar os resultados do nosso estudo, reduzindo o seu poder. Além disso, as características moleculares do tumor, tais como o fenótipo MSS/MSI, as mutações BRAF, KRAS e CIMP, que representam atualmente elementos prognósticos importantes na literatura, não foram avaliadas no nosso estudo.

Por conseguinte, consideramos que é necessária uma validação de alto nível dos nossos resultados no âmbito de um estudo prospetivo multicêntrico para investigar as diferentes características de acordo com a lateralidade do tumor numa amostra maior, utilizando o mesmo protocolo operatório, estudando obviamente as características moleculares e genéticas do tumor. O objetivo é aperfeiçoar e direcionar o tratamento dos tumores do cólon de acordo com a sua localização e características, com vista a uma terapia personalizada (à la carte) para cada doente.

No final do nosso trabalho, devemos sublinhar a importância do rastreio do cancro do cólon e o desenvolvimento de um protocolo bem codificado e multidimensional para a divulgação de informações e a disponibilização do equipamento necessário. O rastreio é um elemento essencial para o diagnóstico precoce deste cancro, o que, sem dúvida, melhorará o prognóstico.

REFERÊNCIAS

1. Ferlay, J., Ervik, M., Lam, F., Colombet, M., Mery, L., & Piñeros, M.. Observatório Mundial do Cancro: "Cancer Today". Lyon: Agência Internacional de Investigação sobre o Cancro, 2020:1.

2 Rejaibi S, Mahfoudh Mchirgui R, Ben Mansour N, Barbouch F, Kaddour N, Mrabet A, et al. Rastreio em massa do cancro colorrectal, Tunísia 2019. Avaliação de um programa piloto na região de Tunis (Tunísia, 2019). Tunis Med. 1 de janeiro de 2021;99(1):158-67.

3 Xu M, Wu J, Wang C, Huo J, Lü L. [Diferenças clinicopatológicas nos tumores de disseminação lateral entre o reto e o cólon]. Zhong Nan Da Xue Xue Bao Yi Xue Ban. 28 Feb 2018;43(2):192-7.

4. Gh L, G M, A A, D B, Ho AH, Sk C. O cancro do cólon do lado direito é diferente do cancro colorrectal do lado esquerdo? Revista europeia de oncologia cirúrgica: a revista da Sociedade Europeia de Oncologia Cirúrgica e da Associação Britânica de Oncologia Cirúrgica. 2015

5 Nawa T, Kato J, Kawamoto H, Okada H, Yamamoto H, Kohno H, et al. Differences between right- and left-sided colon cancer in patient characteristics, cancer morphology and histology. J Gastroenterol Hepatol. março de 2008;23(3):418-23.

6. Benedix F, Kube R, Meyer F, Schmidt U, Gastinger I, Lippert H; Grupo de Estudo dos Carcinomas do Cólon/Reto (Tumor Primário). Comparison of 17,641 patients with right- and left-sided colon cancer: differences in epidemiology, perioperative course, histology, and survival. Dis Colon Rectum. 2010 Jan;53(1):57-64.

7. Blackburn SA, Parks RM, Cheung KL. Fulvestrant for the treatment of advanced breast cancer. Expert Rev Anticancer Ther. 2018 Jul;18(7):619-628

8. Baran B, Mert Ozupek N, Yerli Tetik N, Acar E, Bekcioglu O, Baskin Y. Diferença entre o cancro colorrectal do lado esquerdo e do lado direito: uma revisão focada da literatura. Gastroenterology Res. 2018 Ago;11(4):264-273.

9. ROUVIÈRE, Henri, DELMAS, André, e DELMAS, Vincent. Système nerveux central, voies et centres nerveux. Masson, 2002.

10. Zinebi A, Eddou H, Moudden KM, Elbaaj M. Perfil etiológico da anemia num departamento de medicina interna. Pan Afr Med J. 2017 Jan 4;26:10.

11. Rink AD, Kienle P, Aigner F, Ulrich A. How to reduce anastomotic leakage in colorectal surgery-report from German expert meeting. Langenbecks Arch Surg. 2020 Mar;405(2):223-232.

12. Sciuto A, Merola G, De Palma GD, Sodo M, Pirozzi F, Bracale UM, Bracale U. Predictive factors for anastomotic leakage after laparoscopic colorectal surgery. World J Gastroenterol. 2018 Jun 7;24(21):2247-2260.

13. Fahy BN. Acompanhamento após ressecção curativa do cancro colorrectal. Ann Surg Oncol. 2014 Mar;21(3):738-46.

14. Benedix F, Meyer F, Kube R, Gastinger I, Lippert H. Karzinome des rechten und linken Kolons - verschiedene Tumorentitäten? [Cancro do cólon do lado direito e esquerdo - diferentes entidades tumorais]. Zentralbl Chir. 2010 Aug;135(4):312-7. Alemão.

15 Meguid RA, Slidell MB, Wolfgang CL, Chang DC, Ahuja N. Is There a Difference in Survival Between Right-Versus Left-Sided Colon Cancers? Ann Surg Oncol. setembro de 2008;15(9):2388-94.

16. Petrelli F, Tomasello G, Borgonovo K, Ghidini M, Turati L, Dallera P, et al. Sobrevivência Prognóstica Associada ao Cancro do Cólon do Lado Esquerdo vs. do Lado Direito: Uma Revisão Sistemática e Meta-análise. JAMA Oncol. 1 de fevereiro de 2017;3(2):211-9.

17. Warschkow R, Sulz MC, Marti L, Tarantino I, Schmied BM, Cerny T, Güller U. Better survival in right-sided versus left-sided stage I - III colon cancer patients. BMC Cancer. 2016 Jul 28;16:554.

18 Yang KM, Park IJ, Lee JL, Yoon YS, Kim CW, Lim SB, et al. Does the Different Locations of Colon Cancer Affect the Oncologic Outcome? A Propensity-Score Matched Analysis. Ann Coloproctol. Fev 2019;35(1):15-23.

19. Wang CB, Shahjehan F, Merchea A, Li Z, Bekaii-Saab TS, Grothey A, Colibaseanu DT, Kasi PM. Impacto da localização do tumor e variáveis associadas à sobrevivência geral em pacientes com câncer colorretal: um estudo de registro de câncer de cólon e retal da Mayo Clinic. Front Oncol. 2019 Feb 19;9:76.

20. Metin Keskin, Emre Sivrikoz, Gülçin Yeğen, Adem Bayraktar, Cemil Burak Kulle, Dursun Buğra, Mehmet Türker Bulut, Emre Balık.Right vs Left Colon Cancers têm sobrevivência comparável: a experiência de uma década. Jornal Indiano de Cirurgia, 2020; 82 (2): 134-141.

21. Elferink MA, Visser O, Wiggers T, Otter R, Tollenaar RA, Langendijk JA, Siesling S. Factores prognósticos para recorrências

loco-regionais no cancro do cólon. Ann Surg Oncol. 2012 Jul;19(7):2203-11.

22. Cienfuegos JA, Baixauli J, Arredondo J, Pastor C, Martínez Ortega P, Zozaya G, Martí-Cruchaga P, Hernández Lizoáin JL. Diferenças clínico-patológicas e oncológicas entre o câncer de cólon direito e esquerdo (estágios I-III): análise de 950 casos. Rev Esp Enferm Dig. 2018 Mar;110(3):138-144.

23. Moritani K, Hasegawa H, Okabayashi K, Ishii Y, Endo T, Kitagawa Y. Difference in the recurrence rate between right- and left-sided colon cancer: a 17-year experience at a single institution. Surg Today. 2014 Sep;44(9):1685-91.

24. Park JH, Kim MJ, Park SC, Kim MJ, Hong CW, Sohn DK, Han KS, Oh JH. Diferença no tempo para recorrência locorregional entre pacientes com câncer de cólon do lado direito e do lado esquerdo. Dis Colon Rectum. 2015 Sep;58(9):831-7.

25. Qin Q, Yang L, Sun YK, Ying JM, Song Y, Zhang W, Wang JW, Zhou AP. Comparação de 627 pacientes com cancro do cólon do lado direito e esquerdo na China: diferenças na clinicopatologia, recorrência e sobrevivência. Chronic Dis Transl Med. 2017 Mar 13;3(1):51-59.

26. Lee JM, Han YD, Cho MS, Hur H, Min BS, Lee KY, Kim NK. Impacto da lateralidade do tumor nos padrões de sobrevivência e recorrência em pacientes com cancro do cólon. Ann Surg Treat Res. 2019 Jun;96(6):296-304.

27. Thillainadesan J, Yumol MF, Suen M, Hilmer S, Naganathan V. Recuperação melhorada após a cirurgia em adultos mais velhos submetidos a cirurgia colorrectal: Uma revisão sistemática e meta-

análise de ensaios controlados aleatórios. Dis Colon Rectum. 2021 Aug 1;64(8):1020-1028.

28. Fernandes R, Shaikh I, Doughan S. Outcomes of elective laparoscopic colorectal operations in octogenarians at a district general hospital in South East England. World J Gastrointest Surg. 2013 Jan 27;5(1):9-11.

29. Newland RC, Dent OF, Lyttle MN, Chapuis PH, Bokey EL. Pathologic determinants of survival associated with colorectal cancer with lymph node metastases. A multivariate analysis of 579 patients. Cancer. 1994 Apr 15;73(8):2076-82.

30. Chapuis PH, Dent OF, Fisher R, Newland RC, Pheils MT, Smyth E, Colquhoun K. A multivariate analysis of clinical and pathological variables in prognosis after resection of large bowel cancer. Br J Surg. 1985 Sep;72(9):698-702.

31. Park HC, Shin A, Kim BW, Jung KW, Won YJ, Oh JH, et al. Dados sobre as características e a sobrevivência de doentes coreanos com cancro colorrectal do Registo Central de Cancro da Coreia. Ann Coloproctol. agosto de 2013;29(4):144-9.

32. Nakagawa-Senda H, Hori M, Matsuda T, Ito H. Impacto prognóstico da localização do tumor no cancro do cólon: o projeto Monitorização da Incidência do Cancro no Japão (MCIJ). BMC Cancer. maio de 2019;19(1):431.

33. Turner MC, Becerra D, Sun Z, Watson J, Leung K, Migaly J, et al. O lado do tumor primário afecta a sobrevivência global no adenocarcinoma do cólon: uma análise da base de dados nacional do cancro. Tech Coloproctol. junho de 2019;23(6):537-44.

34 Tapia Rico G, Price T, Tebbutt N, Hardingham J, Lee C, Buizen L, et al. Right or Left Primary Site of Colorectal Cancer: Outcomes From the Molecular Analysis of the AGITG MAX Trial. Clin Colorectal Cancer. 2019;18(2):141-8.

35. Biondo S, Gálvez A, Ramírez E, Frago R, Kreisler E. Cirurgia de emergência para obstrução e câncer de cólon perfurado: padrões de recorrência e fatores prognósticos. Tech Coloproctol. 2019 Dec;23(12):1141-1161.

36. Radespiel-Tröger M, Hohenberger W, Reingruber B. Improved prediction of recurrence after curative resection of colon carcinoma using tree-based risk stratification. Cancer. 2004 Mar 1;100(5):958-67.

37. Jess P, Hansen IO, Gamborg M, Jess T; Danish Colorectal Cancer Group. A nationwide Danish cohort study challenging the categorisation into right-sided and left-sided colon cancer. BMJ Open. 2013 May 28;3(5):e002608.

38. Seydaoğlu G, Özer B, Arpacı N, Parsak CK, Eray IC. Tendências no câncer colorretal por subsite, idade e sexo durante um período de 15 anos em Adana, Turquia: 1993-2008. Turk J Gastroenterol. 2013;24(6):521-31.

39. NEHAOUA, Amine. Obesidade, representações psicossociais e estigmatização, consequências fisiopatológicas: diagnóstico e gestão através de actividades físicas e desportivas. 2021.

40. Sinicrope FA, Foster NR, Yothers G, Benson A, Seitz JF, Labianca R, Goldberg RM, Degramont A, O'Connell MJ, Sargent DJ; Adjuvant Colon Cancer Endpoints (ACCENT) Group. Body mass index at

diagnosis and survival among colon cancer patients enrolled in clinical trials of adjuvant chemotherapy (Índice de massa corporal no momento do diagnóstico e sobrevivência entre pacientes com cancro do cólon inscritos em ensaios clínicos de quimioterapia adjuvante). Cancer. 2013 Apr 15;119(8):1528-36.

41. Brulé SY, Jonker DJ, Karapetis CS, O'Callaghan CJ, Moore MJ, Wong R, et al. Localização do cancro do cólon (lado direito versus lado esquerdo) como fator de prognóstico e preditor do benefício do cetuximab no NCIC CO.17. Eur J Cancer. Jul 2015;51(11):1405-14.

42. Weijenberg MP, Aardening PW, de Kok TM, de Goeij AF, van den Brandt PA. Cigarette smoking and KRAS oncogene mutations in sporadic colorectal cancer: results from the Netherlands Cohort Study. Mutat Res. 2008 Mar 29;652(1):54-64.

43. Terry P, Ekbom A, Lichtenstein P, Feychting M, Wolk A. Long-term tobacco smoking and colorectal cancer in a prospective cohort study. Int J Cancer. 2001 Feb 15;91(4):585-7.

44. Wu AH, Henderson BE. Alcohol and tobacco use: risk factors for colorectal adenoma and carcinoma? J Natl Cancer Inst. 1995 Feb 15;87(4):239-40.

45. Yancik R, Wesley MN, Ries LA, Havlik RJ, Long S, Edwards BK, Yates JW. Comorbidity and age as predictors of risk for early mortality of male and female colon carcinoma patients: a population-based study. Cancer. 1998 Jun 1;82(11):2123-34.

46. Nitsche U, Späth C, Müller TC, Maak M, Janssen KP, Wilhelm D, Kleeff J, Bader FG. Colorectal cancer surgery remains effective with rising patient age. Int J Colorectal Dis. 2014 Aug;29(8):971-9.

47. Park JH, Kim DH, Kim BR, Kim YW. The American Society of Anesthesiologists score influences on postoperative complications and total hospital charges after laparoscopic colorectal cancer surgery. Medicina (Baltimore). 2018 May;97(18):e0653.

48. Sarikaya H, Benhidjeb T, Iosivan SI, Kolokotronis T, Förster C, Eckert S, Wilkens L, Nasser A, Rehberg S, Krüger M, Schulte Am Esch J. Impacto da pontuação ASA, idade e curva de aprendizado no resultado inicial na fase de iniciação de um programa colorretal robótico oncológico. Sci Rep. 2020 Sep 15;10(1):15136.

49. Stein KB, Snyder CF, Barone BB, Yeh HC, Peairs KS, Derr RL, Wolff AC, Brancati FL. Colorectal cancer outcomes, recurrence, and complications in persons with and without diabetes mellitus: a systematic review and meta-analysis. Dig Dis Sci. 2010 Jul;55(7):1839-51.

50. Wang C, Wainberg ZA, Raldow A, Lee P. Diferenças na mortalidade específica do cancro do adenocarcinoma do cólon do lado direito versus do lado esquerdo: uma análise da base de dados de vigilância, epidemiologia e resultados finais. JCO Clin Cancer Inform. 2017;1:1-9.

51. Burton S, Norman AR, Brown G, Abulafi AM, Swift RI. Predictive poor prognostic factors in colonic carcinoma. Surg Oncol. 2006 Aug;15(2):71-8.

52. Cheynel N, Cortet M, Lepage C, Ortega-Debalon P, Faivre J, Bouvier AM. Incidence, patterns of failure, and prognosis of perforated colorectal cancers in a well-defined population (Incidência, padrões de insucesso e prognóstico de cancros colorrectais perfurados numa

população bem definida). Dis Colon Rectum. 2009 Mar;52(3):406-11.

53. Ho YH, Siu SK, Buttner P, Stevenson A, Lumley J, Stitz R. The effect of obstruction and perforation on colorectal cancer disease-free survival. World J Surg. 2010 May;34(5):1091-101.

54. Yang KM, Jeong MJ, Yoon KH, Jung YT, Kwak JY. Oncologic outcome of colon cancer with perforation and obstruction. BMC Gastroenterol. 2022 May 15;22(1):247.

55. Saha S, Shaik M, Johnston G, Saha SK, Berbiglia L, Hicks M, Gernand J, Grewal S, Arora M, Wiese D. Tumor size predicts long-term survival in colon cancer: an analysis of the National Cancer Data Base. Am J Surg. 2015 Mar;209(3):570-4.

56. [12341]Korant, Alpesh MD ; Shaik, Mohammed MD ; Saha, Supriya MD ; Gay, Greer PhD ; Saha, Sukamal MD . Tumor Size Predicts Long-Term Survival in Colon Cancer Patients: Analysis of National Cancer Database (NCDB): Presidential Poster: 550. Jornal Americano de Gastroenterologia: 2013Outubro - Volume 108 - Edição - p S162

57. Kornprat P, Pollheimer MJ, Lindtner RA, Schlemmer A, Rehak P, Langner C. Value of tumor size as a prognostic variable in colorectal cancer: a critical reappraisal. Am J Clin Oncol. 2011 Feb;34(1):43-9.

58. Liang Y, Li Q, He D, Chen Y, Li J. O tamanho do tumor melhora a precisão da previsão prognóstica do câncer de cólon em estágio T4a. Sci Rep. 2021 Aug 11;11(1):16264.

59. Alese OB, Zhou W, Jiang R, Zakka K, Huang Z, Okoli C, Shaib WL, Akce M, Diab M, Wu C, El-Rayes BF. Efeitos preditivos e

prognósticos do tamanho do tumor primário na sobrevivência do câncer colorretal. Front Oncol. 2021 Dec 9;11:728076.

60 Papagiorgis P, Oikonomakis I, Karapanagiotou I, Wexner SD, Nikiteas N. The impact of tumor location on the histopathologic expression of colorectal cancer (O impacto da localização do tumor na expressão histopatológica do cancro colorrectal). J BUON. setembro de 2006;11(3):317-21.

61 Nawa T, Kato J, Kawamoto H, Okada H, Yamamoto H, Kohno H, et al. Differences between right- and left-sided colon cancer in patient characteristics, cancer morphology and histology. J Gastroenterol Hepatol. março de 2008;23(3):418-23.

62. Holleczek B, Rossi S, Domenic A, Innos K, Minicozzi P, Francisci S, et al. Melhoria contínua e diferenças persistentes na sobrevivência de pacientes com cancro do cólon e do reto na Europa 1999-2007 - Resultados do estudo EUROCARE-5. Eur J Cancer. outubro de 2015;51(15):2158-68.

63. Gupta A, Gupta E, Hilsden R, Hawel JD, Elnahas AI, Schlachta CM, Alkhamesi NA. Preoperative malnutrition in patients with colorectal cancer. Can J Surg. 2021 Nov 25;64(6):E621-E629.

64. Nazha B, Moussaly E, Zaarour M, Weerasinghe C, Azab B. Hypoalbuminemia in colorectal cancer prognosis: Nutritional marker or inflammatory surrogate? World J Gastrointest Surg. 2015 Dec 27;7(12):370-7.

65. Almasaudi AS, Dolan RD, Edwards CA, McMillan DC. Hypoalbuminemia Reflects Nutritional Risk, Body Composition and Systemic Inflammation and Is Independently Associated with

Survival in Patients with Colorectal Cancer. Cancros (Basileia). 2020 Jul 21;12(7):1986.

66 Fujii T, Sutoh T, Morita H, Katoh T, Yajima R, Tsutsumi S, et al. Serum Albumin Is Superior to Prealbumin for Predicting Short-Term Recurrence in Patients with Operable Colorectal Cancer. Nutrition and Cancer. 1 Nov 2012;64(8):1169-73.

67. Ding PR, An X, Zhang RX, Fang YJ, Li LR, Chen G, Wu XJ, Lu ZH, Lin JZ, Kong LH, Wan DS, Pan ZZ. O rácio elevado entre neutrófilos e linfócitos no pré-operatório prevê o risco de recorrência após ressecção curativa do cancro do cólon em estádio IIA. Int J Colorectal Dis. 2010 Dec;25(12):1427-33.

68. Mallappa S, Sinha A, Gupta S, Chadwick SJ. Preoperative neutrophil to lymphocyte ratio >5 is a prognostic fator for recurrent colorectal cancer. Colorectal Dis. 2013 Mar;15(3):323-8.

69. Liao CK, Yu YL, Lin YC, Hsu YJ, Chern YJ, Chiang JM, et al. Valor prognóstico da relação proteína C reativa para albumina no câncer colorretal: uma revisão sistemática atualizada e meta-análise. World Journal of Surgical Oncology. maio de 2021;19(1):139.

70. Bai Z, Wang J, Wang T, Li Y, Zhao X, Wu G, Yang Y, Deng W, Zhang Z. Parâmetros clinicopatológicos associados a complicações pós-operatórias e fatores de risco para recorrência tumoral e mortalidade após ressecção tumoral de pacientes com câncer colorretal. Clin Transl Oncol. 2018 Feb;20(2):176-192.

71. Amri R, Bordeianou LG, Sylla P, Berger DL. Preoperative carcinoembryonic antigen as an outcome predictor in colon cancer. J Surg Oncol. 2013 Jul;108(1):14-8.

72. Kim CG, Ahn JB, Jung M, Beom SH, Heo SJ, Kim JH, Kim YJ, Kim NK, Min BS, Koom WS, Kim H, Roh YH, Ma BG, Shin SJ. Nível de antígeno carcinoembrionário sérico pré-operatório como fator prognóstico para recorrência e sobrevivência após ressecção curativa seguida de quimioterapia adjuvante no câncer de cólon em estágio III. Ann Surg Oncol. 2017 Jan;24(1):227-235.

73. Kalantzis I, Nonni A, Pavlakis K, Delicha EM, Miltiadou K, Kosmas C, et al. Diferenças e correlações clinicopatológicas entre o cancro do cólon direito e esquerdo. World J Clin Cases. 26 de abril de 2020;8(8):1424-43.

74 Keeler BD, Mishra A, Stavrou CL, Beeby S, Simpson JA, Acheson AG. A cohort investigation of anaemia, treatment and the use of allogeneic blood transfusion in colorectal cancer surgery. Ann Med Surg (Lond). março de 2016;6:6-11.

75 Dunne JR, Gannon CJ, Osborn TM, Taylor MD, Malone DL, Napolitano LM. Preoperative anemia in colon cancer: assessment of risk factors. Am Surg. junho de 2002;68(6):582-7.

76. Ueno H, Mochizuki H, Hashiguchi Y, Shimazaki H, Aida S, Hase K, Matsukuma S, Kanai T, Kurihara H, Ozawa K, Yoshimura K, Bekku S. Factores de risco para um resultado adverso no carcinoma colorectal invasivo precoce. Gastroenterology. 2004 Aug;127(2):385-94.

77. Shepherd NA, Saraga EP, Love SB, Jass JR. Prognostic factors in colonic cancer. Histopathology. 1989 Jun;14(6):613-20.

78. Quah HM, Chou JF, Gonen M, Shia J, Schrag D, Landmann RG, Guillem JG, Paty PB, Temple LK, Wong WD, Weiser MR.

Identification of patients with high-risk stage II colon cancer for adjuvant therapy. Dis Colon Rectum. 2008 maio;51(5):503-7.

79. Böckelman C, Engelmann BE, Kaprio T, Hansen TF, Glimelius B. Risk of recurrence in patients with colon cancer stage II and III: a systematic review and meta-analysis of recent literature. Ata Oncol. 2015 Jan;54(1):5-16.

80 Macari D, Kawak S, Raofi V, Wasvary H, Jaiyesimi I. Padrão de recorrência e resultados no cancro do cólon T4: Uma análise de uma única instituição. Journal of Surgical Oncology. fevereiro de 2020;121(2):337-41.

81. Liska D, Stocchi L, Karagkounis G, Elagili F, Dietz DW, Kalady MF, Kessler H, Remzi FH, Church J. Incidência, Padrões e Preditores de Recorrência Locorregional no Cancro do Cólon. Ann Surg Oncol. 2017 Abr;24(4):1093-1099.

82. Ogino S, Nosho K, Irahara N, Shima K, Baba Y, Kirkner GJ, et al. Negative Lymph Node Count Is Associated With Survival of Colorectal Cancer Patients, Independent of Tumoral Molecular Alterations and Lymphocytic Reaction. Am J Gastroenterol. Fev. 2010;105(2):420-33.

83. Chang GJ, Rodriguez-Bigas MA, Skibber JM, Moyer VA. Lymph node evaluation and survival after curative resection of colon cancer: systematic review. J Natl Cancer Inst. 2007 Mar 21;99(6):433-41.

84. Elferink MAG, Siesling S, Visser O, Rutten HJ, van Krieken JHJM, Tollenaar RAEM, Lemmens VEPP. Grande variação entre hospitais e laboratórios de patologia na avaliação dos gânglios linfáticos no cancro do cólon e o seu impacto na sobrevivência, um estudo de base

populacional a nível nacional nos Países Baixos. Ann Oncol. 2011 Jan;22(1):110-117.

85. Marzouk O, Schofield J. Review of histopathological and molecular prognostic features in colorectal cancer. Cancers (Basel). 2011 Jun 23;3(2):2767-810.

86 Lim DR, Kuk JK, Kim T, Shin EJ. Comparação dos resultados oncológicos do cancro do cólon do lado direito versus o cancro do cólon do lado esquerdo após a ressecção curativa: de que lado está o melhor resultado? Medicina (Baltimore). outubro de 2017;96(42):e8241.

87 Yang CY, Yen MH, Kiu KT, Chen YT, Chang TC. Resultados do câncer de cólon do lado direito e do lado esquerdo após a ressecção curativa. Sci Rep. 5 Jul 2022;12(1):11323.

88. Kobayashi H, West NP, Takahashi K, Perrakis A, Weber K, Hohenberger W, Quirke P, Sugihara K. Qualidade da cirurgia para o cancro do cólon em fase III: comparação entre Inglaterra, Alemanha e Japão. Ann Surg Oncol. 2014 Jun;21 Suppl 3:S398-404.

89. Kessler H, Hohenberger W. Extended lymphadenectomy in colon cancer is crucial. World J Surg. 2013 Aug;37(8):1789-98.

90. Compton CC. Colorectal carcinoma: diagnostic, prognostic, and molecular features. Mod Pathol. 2003 Apr;16(4):376-88.

91. Choi PW, Yu CS, Jang SJ, Jung SH, Kim HC, Kim JC. Risk factors for lymph node metastasis in submucosal invasive colorectal cancer. World J Surg. 2008 Sep;32(9):2089-94.

92. Carraro PG, Segala M, Cesana BM, Tiberio G. Obstructing colonic cancer: failure and survival patterns over a ten-year follow-up after one-stage curative surgery. Dis Colon Rectum. 2001 Feb;44(2):243-50.

93. Börger ME, Gosens MJ, Jeuken JW, van Kempen LC, van de Velde CJ, van Krieken JH, Nagtegaal ID. Diferenciação de células em anel de sinete no carcinoma colorectal mucinoso. J Pathol. 2007 Jul;212(3):278-86.

94. O'Connell JB, Maggard MA, Ko CY. Colon cancer survival rates with the new American Joint Committee on Cancer sixth edition staging. J Natl Cancer Inst. 2004 Oct 6;96(19):1420-5.

95. Law WL, Chu KW. Ressecção anterior do cancro do reto com excisão mesorrectal: uma avaliação prospetiva de 622 doentes. Ann Surg. 2004 Aug;240(2):260-8.

96. H M, A M, H K, Y N, A I, Y O, et al. Venous invasion and down-regulation of p21(WAF1/CIP1) are associated with metastasis in colorectal carcinomas. Hepatogastroenterology. 1 Sep 2005; 52(65):1421-6.

97. Krasna MJ, Flancbaum L, Cody RP, Shneibaum S, Ben Ari G. Vascular and neural invasion in colorectal carcinoma. Incidence and prognostic significance. Cancer. 1988 Mar 1;61(5):1018-23.

98. Pagès F, Berger A, Camus M, Sanchez-Cabo F, Costes A, Molidor R, Mlecnik B, Kirilovsky A, Nilsson M, Damotte D, Meatchi T, Bruneval P, Cugnenc PH, Trajanoski Z, Fridman WH, Galon J. Effector memory T cells, early metastasis, and survival in colorectal cancer. N Engl J Med. 2005 Dec 22;353(25):2654-66.

99. Liebig C, Ayala G, Wilks J, Verstovsek G, Liu H, Agarwal N, Berger DH, Albo D. Perineural invasion is an independent predictor of outcome in colorectal cancer. J Clin Oncol. 2009 Nov 1;27(31):5131-7.

100.Hsu YL, Lin CC, Jiang JK, Lin HH, Lan YT, Wang HS, et al. Clinicopathological and molecular differences in colorectal cancer according to location. Marcadores Int J Biol. 1 de março de 2019;34(1):47-53.

101.Kaan Helvaci, Emrah Eraslan, Fatih Yildiz, Gulnihal Tufan, Umut Demirci, Omur Berna Oksuzoglu, Ulku Yalcintas Arslan. JBUON. 2019; 24(5): 1845-1851

102 Boland CR, Goel A. Microsatellite instability in colorectal cancer [Instabilidade de microssatélites no cancro colorrectal]. Gastroenterology. junho de 2010;138(6):2073-2087.

103.Hinoue T, Weisenberger DJ, Lange CPE, Shen H, Byun HM, Van Den Berg D, et al. Análise à escala do genoma da metilação aberrante do ADN no cancro colorrectal. Genome Res. Feb 2012;22(2):271-82.

104.Kudryavtseva AV, Lipatova AV, Zaretsky AR, Moskalev AA, Fedorova MS, Rasskazova AS, et al. Marcadores genéticos moleculares importantes do cancro colorrectal. Oncotarget. 16 de agosto de 2016;7(33):53959-83.

105 Sinicrope FA, Sargent DJ. Clinical implications of microsatellite instability in sporadic colon cancers. Curr Opin Oncol. Jul 2009;21(4):369-73.

106. Valor preditivo e prognóstico do fenótipo MSI no cancro do cólon não-metastático: quem e como tratar? Boletim do Cancro. 1 de fevereiro de 2019; 106(2):129-36.

107. Lawes DA, SenGupta S, Boulos PB. The clinical importance and prognostic implications of microsatellite instability in sporadic cancer. Eur J Surg Oncol. 2003 Abr;29(3):201-12.

108. Elsaleh H, Iacopetta B. Microsatellite instability is a predictive marker for survival benefit from adjuvant chemotherapy in a population-based series of stage III colorectal carcinoma. Clin Colorectal Cancer. 2001 Aug;1(2):104-9.

109. Ribic CM, Sargent DJ, Moore MJ, Thibodeau SN, French AJ, Goldberg RM, Hamilton SR, Laurent-Puig P, Gryfe R, Shepherd LE, Tu D, Redston M, Gallinger S. Tumor microsatellite-instability status as a predictor of benefit from fluorouracil-based adjuvant chemotherapy for colon cancer. N Engl J Med. 2003 Jul 17;349(3):247-57.

110 Sugai T, Habano W, Jiao YF, Tsukahara M, Takeda Y, Otsuka K, et al. Analysis of Molecular Alterations in Left- and Right-Sided Colorectal Carcinomas Reveals Distinct Pathways of Carcinogenesis (Análise de alterações moleculares em carcinomas colorrectais do lado esquerdo e direito revela vias distintas de carcinogénese). J Mol Diagn. maio de 2006;8(2):193-201.

111 Narayanan S, Gabriel E, Attwood K, Boland P, Nurkin S. Association of Clinicopathologic and Molecular Markers on Stage-specific Survival of Right Versus Left Colon Cancer. Câncer Colorretal Clínico. 2018;17(4):671-8.

112.Shen H, Yang J, Huang Q, Jiang MJ, Tan YN, Fu JF, et al. Diferentes estratégias de tratamento e características moleculares entre os cancros do cólon do lado direito e do lado esquerdo. Jornal Mundial de Gastroenterologia. 7 de junho de 2015;21(21):6470-8

113 Zhang L, Shay JW. Múltiplos papéis da APC e suas implicações terapêuticas no câncer colorretal. J Natl Cancer Inst. 01 2017;109(8).

114.Arnold D, Lueza B, Douillard JY, Peeters M, Lenz HJ, Venook A, et al. Valor prognóstico e preditivo do lado do tumor primário em doentes com cancro colorrectal metastático de tipo selvagem RAS tratados com quimioterapia e anticorpos dirigidos a EGFR em seis ensaios aleatórios. Ann Oncol. 1 de agosto de 2017;28(8):1713-29.

115.Di Fiore F, Michel P. Prognostic role of KRAS mutation in colorectal cancer. Bull Cancer. 2009 Dec;96 Suppl:S23-30.

116.Andreyev HJ, Norman AR, Cunningham D, Oates J, Dix BR, Iacopetta BJ, Young J, Walsh T, Ward R, Hawkins N, Beranek M, Jandik P, Benamouzig R, Jullian E, Laurent-Puig P, Olschwang S, Muller O, Hoffmann I, Rabes HM, Zietz C, Troungos C, Valavanis C, Yuen ST, Ho JW, Croke CT, O'Donoghue DP, Giaretti W, Rapallo A, Russo A, Bazan V, Tanaka M, Omura K, Azuma T, Ohkusa T, Fujimori T, Ono Y, Pauly M, Faber C, Glaesener R, de Goeij AF, Arends JW, Andersen SN, Lövig T, Breivik J, Gaudernack G, Clausen OP, De Angelis PD, Meling GI, Rognum TO, Smith R, Goh HS, Font A, Rosell R, Sun XF, Zhang H, Benhattar J, Losi L, Lee JQ, Wang ST, Clarke PA, Bell S, Quirke P, Bubb VJ, Piris J, Cruickshank NR, Morton D, Fox JC, Al-Mulla F, Lees N, Hall CN, Snary D, Wilkinson K, Dillon D, Costa J, Pricolo VE, Finkelstein SD, Thebo JS, Senagore AJ, Halter SA, Wadler S, Malik S, Krtolica K, Urosevic

N. Kirsten ras mutations in patients with colorectal cancer: the 'RASCAL II' study. Br J Cancer. 2001 Sep 1;85(5):692-6.

117 Cejas P, López-Gómez M, Aguayo C, Madero R, Carpeño J de C, Belda-Iniesta C, et al. KRAS Mutations in Primary Colorectal Cancer Tumors and Related Metastases: A Potential Role in Prediction of Lung Metastasis (Um papel potencial na previsão de metástases pulmonares). PLOS ONE. Dez 2009;4(12):e8199.

118.Roth AD, Tejpar S, Delorenzi M, Yan P, Fiocca R, Klingbiel D, Dietrich D, Biesmans B, Bodoky G, Barone C, Aranda E, Nordlinger B, Cisar L, Labianca R, Cunningham D, Van Cutsem E, Bosman F. Prognostic role of KRAS and BRAF in stage II and III resected colon cancer: results of the translational study on the PETACC-3, EORTC 40993, SAKK 60-00 trial. J Clin Oncol. 2010 Jan 20;28(3):466-74.

119.Ogino S, Meyerhardt JA, Irahara N, Niedzwiecki D, Hollis D, Saltz LB, Mayer RJ, Schaefer P, Whittom R, Hantel A, Benson AB 3rd, Goldberg RM, Bertagnolli MM, Fuchs CS; Cancer and Leukemia Group B; North Central Cancer Treatment Group; Canadian Cancer Society Research Institute; Southwest Oncology Group. Mutação KRAS no cancro do cólon em estádio III e resultado clínico após o ensaio intergrupo CALGB 89803. Clin Cancer Res. 2009 Dec 1;15(23):7322-9.

120.Fric P, Sovová V, Sloncová E, Lojda Z, Jirásek A, Cermák J. Different expression of some molecular markers in sporadic cancer of the left and right colon. Eur J Cancer Prev. 2000 Aug;9(4):265-8.

121 Galmiche A, Ezzoukhry Z. Regulation of cell survival by RAF family kinases. Med Sci (Paris). 1 de agosto de 2010; 26(8-9):729-33.

122. Fariña-Sarasqueta A, van Lijnschoten G, Moerland E, Creemers GJ, Lemmens VEPP, Rutten HJT, van den Brule AJC. A mutação BRAF V600E é um fator prognóstico independente para a sobrevivência em doentes com cancro do cólon em fase II e fase III. Ann Oncol. 2010 Dec;21(12):2396-2402.

123. André T, Meyerhardt J, Iveson T, Sobrero A, Yoshino T, Souglakos I, Grothey A, Niedzwiecki D, Saunders M, Labianca R, Yamanaka T, Boukovinas I, Vernerey D, Meyers J, Harkin A, Torri V, Oki E, Georgoulias V, Taieb J, Shields A, Shi Q. Efeito da duração da quimioterapia adjuvante para pacientes com cancro do cólon em fase III (colaboração IDEA): resultados finais de uma análise prospetiva e agrupada de seis ensaios aleatórios de fase 3. Lancet Oncol. 2020 Dec;21(12):1620-1629.

124. Missiaglia E, Jacobs B, D'Ario G, Di Narzo AF, Soneson C, Budinska E, et al. Os cancros do cólon distal e proximal diferem em termos de características moleculares, patológicas e clínicas. Ann Oncol. outubro de 2014;25(10):1995-2001.

125. Yamauchi M, Morikawa T, Kuchiba A, Imamura Y, Qian ZR, Nishihara R, Liao X, Waldron L, Hoshida Y, Huttenhower C, Chan AT, Giovannucci E, Fuchs C, Ogino S. Assessment of colorectal cancer molecular features along bowel subsites challenges the conception of distinct dichotomy of proximal versus distal colorectum. Gut. 2012 Jun;61(6):847-54.

126. Guinney J, Dienstmann R, Wang X, de Reyniès A, Schlicker A, Soneson C, et al. Os subtipos moleculares consensuais do cancro colorrectal. Nat Med. Nov 2015;21(11):1350-6.

APÊNDICES

Apêndice 1: ASA SCORE

Classes	Descrição
I	Paciente saudável, em aparente bom estado de saúde
II	Doentes com anomalias sistémicas moderadas
III	Doentes com anomalias sistémicas graves
IV	Doentes com anomalias sistémicas graves que representam uma ameaça constante para a vida
V	É pouco provável que um doente moribundo sobreviva sem intervenção
IV	Doente declarado em morte cerebral cujos órgãos são retirados para transplante

Apêndice 2: Classificação TNM (8ª edição, 2017)

Tis: carcinoma in situ, tumor intramucoso que invade a lâmina própria (córion) sem se estender através da muscularis mucosae até à submucosa.

T1: tumor que invade a submucosa

T2: tumor que invade a muscularis propria

T3: tumor que invade a subserosa ou os tecidos pericólicos e perirectos não peritonealizados

T4: tumor que invade diretamente outros órgãos ou estruturas e/ou perfura o peritoneu visceral

T4a: tumor que perfura o peritoneu visceral

T4b: tumor que invade diretamente outros órgãos ou estruturas próximos

Nx: informação insuficiente para classificar a adenopatia regional

N0: sem metástases nos gânglios linfáticos regionais

N1: Metástases em 1 a 3 gânglios linfáticos regionais ***: Metástases em 1 a 3 gânglios linfáticos regionais ***: Metástases em 1 a 3 gânglios linfáticos regionais

N1a: metástases em 1 gânglio linfático regional

N1b: metástases em 2-3 gânglios linfáticos regionais

N1c: nódulo(s) tumoral(is) "satélite" (ou depósitos) na subserosa, ou em tecidos pericólicos ou perirectos não peritonealizados, sem gânglios linfáticos metastáticos regionais

N2: metástases $\geq$ 4 gânglios linfáticos regionais

N2a: metástases em 4-6 gânglios linfáticos regionais

N2b: metástases em $\geq$ 7 gânglios linfáticos regionais

M0: sem metástases à distância

M1: metástases à distância

M1a: Metástases localizadas num único órgão (fígado, pulmão, ovário, gânglio(s) linfático(s) não regional(ais)) sem metástases peritoneais

M1b: Metástases que afectam vários órgãos sem metástases peritoneais

M1c : Metástases peritoneais com ou sem metástases noutros órgãos

Classificação por fase

Fase 0	pTis N0 M0
Fase I	pT1-2 N0 M0
Fase IIA	pT3 N0 M0
Fase IIB	pT4a N0 M0
Fase IIC	pT4b N0 M0
Fase IIIA	pT1-T2 N1/N1c M0 e pT1 N2a M0
Fase IIIB Fase IIIC	pT3-T4a N1N1c M0, pT2-T3 N2a M0, pT1-T2 N2b M0 pT4a N2a M0; p T3-T4a N2b M0; pT4b N1-N2 M0

Fase IVA	todos T, todos N, M1a
Fase IVB	todos T, todos N, M1b
Estágio da VCI	todos T, todos N, M1c

RESUMO

PROBLEMA :

O cancro do cólon é um problema de saúde pública. A diferenciação entre cancro do cólon direito e esquerdo é uma questão atual. Uma melhor compreensão dos factores clínico-patológicos e a distinção entre os factores de prognóstico, dependendo da localização e das características do tumor, poderiam orientar a gestão terapêutica, melhorando assim o prognóstico.

OBJECTIVO DO TRABALHO :

O objetivo primário do nosso estudo é avaliar o impacto da localização direita ou esquerda do adenocarcinoma primário do cólon no prognóstico (sobrevivência global e sobrevivência livre de recorrência) em doentes após cirurgia curativa. O objetivo secundário é avaliar o perfil epidemiológico, clínico e histológico de cada local do tumor.

MATERIAIS E MÉTODOS :

 Trata-se de um estudo retrospetivo, descritivo e comparativo, realizado num único centro, de 1 de janeiro de 2013 a 31 de dezembro de 2017, ou seja, um período de 5 anos, em pacientes operados por cancro do cólon no serviço de cirurgia geral Habib Bourguiba em Sfax.

RESULTADOS :

A nossa população incluiu 105 indivíduos, 27 (26%) com tumores do cólon direito e 78 (74%) com tumores do cólon esquerdo. Os tumores T3-T4 e N+ representaram 90% e 60%, respetivamente, da nossa amostra total. A comparação entre os dois grupos (cólon direito e esquerdo) não revelou diferenças significativas em termos de sobrevivência global e sobrevivência livre de recorrência.

O nosso estudo analítico identificou factores de mau prognóstico comuns a ambos os grupos em termos de sobrevivência global e sobrevivência livre de recorrência, nomeadamente o estádio avançado do tumor, a perfuração do tumor e a presença no exame patológico de ingurgitamento perineural, êmbolos vasculares e linfáticos. A nossa amostra revelou também factores específicos de acordo com a lateralidade, nomeadamente a presença de peritonite e de invasão loco-regional no cólon direito e a presença de invasão linfonodal e de metástases hepáticas no cólon esquerdo.

Um estudo comparativo do perfil epidemiológico, clínico e histológico revelou diferenças estatisticamente significativas entre o cancro do cólon do lado direito e do lado esquerdo. Por um lado, a presença de diabetes e a palpação de uma massa abdominal ao exame clínico foram mais frequentes no lado direito. Por outro lado, a presença de metástases hepáticas síncronas é mais frequente no lado esquerdo.

CONCLUSÃO :

O nosso estudo sugere que existem diferenças no prognóstico e no perfil epidemiológico, clínico e histológico de acordo com a lateralidade do tumor. A validação de alto nível dos nossos resultados é essencial no contexto de um estudo prospetivo multicêntrico. No final do nosso trabalho, não podemos deixar de sublinhar a importância do rastreio, elemento essencial para o diagnóstico precoce deste cancro, que conduz a uma melhoria definitiva do prognóstico.

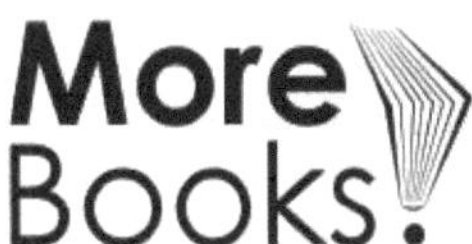

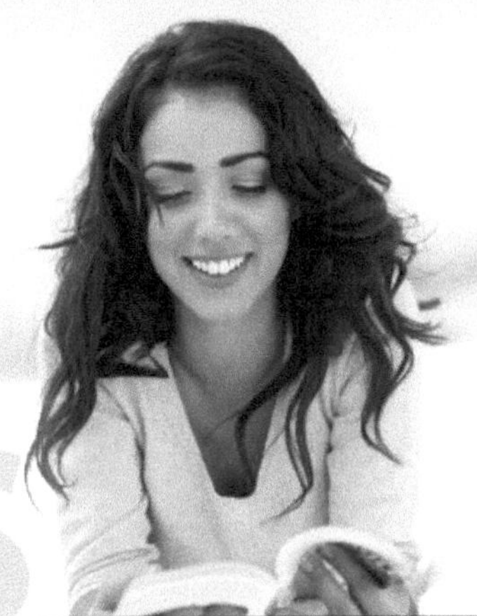

I want morebooks!

Buy your books fast and straightforward online - at one of world's fastest growing online book stores! Environmentally sound due to Print-on-Demand technologies.

Buy your books online at
www.morebooks.shop

Compre os seus livros mais rápido e diretamente na internet, em uma das livrarias on-line com o maior crescimento no mundo! Produção que protege o meio ambiente através das tecnologias de impressão sob demanda.

Compre os seus livros on-line em
www.morebooks.shop

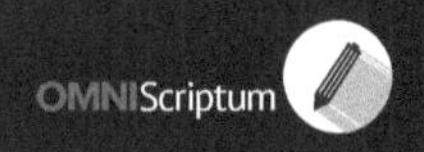

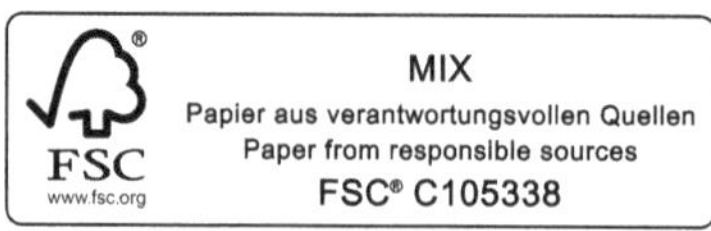

Printed by Books on Demand GmbH, Norderstedt / Germany